U0215998

文成天縱

中醫古籍稀見稿抄本輯刊

ZHONGYI GUJI XIJIAN GAO-CHAOBEN JIKAN

12

李鴻濤 主編

广西师范大学出版社
GUANGXI NORMAL UNIVERSITY PRESS
·桂林·

第十二册目録

五、傷寒金匱温病

青囊萃穎二卷

〔清〕劉行周輯録
清光緒二十四年（一八九八）劉氏成春軒抄本

青囊萃穎二卷

本書爲中醫方書類著作。上卷爲《經驗彙録》，輯録婦科、傷科、内科、外科二百二十六首驗方，以外科、傷科爲主，且多爲外用方，每首驗方名下列適應病證、藥物組成、製法及服用方法；其中，設有『外科專治門』，輯録外科用方。下卷由兩部分組成，前半部分抄録清耐修子等撰《洞主仙師白喉治法忌表抉微》（以問答形式闡述了白喉的病因病機、正治變治、處方用藥和治療禁忌等）；後半部分爲《經驗續録》，仍沿用上卷體例，收録眼科、婦科、兒科、傷科驗方一百餘首。據下卷牌記可知，此書曾由保定省城官藥局刻印刊行，惜已佚，清光緒二十四年（一八九八）由劉行周（字贊化，生平不詳）根據此刻本重編抄録。

青囊華頴

青囊萃穎

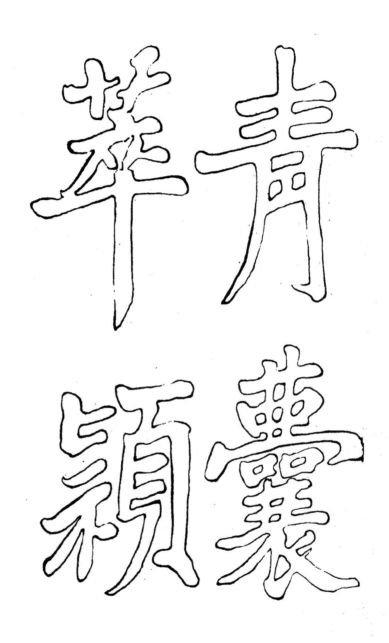

戊戌新秋
重編驗方
彙錄

劉行周書首

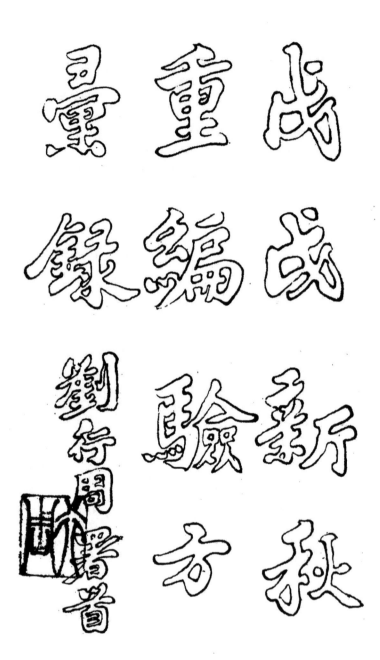

青囊萃穎

重校驗方目錄

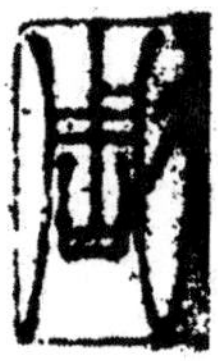

青囊立効　重校目錄　一　万卷軒

第十七方　治絞腸痧方
第十八方　治胃氣痛方
第十九方　治瘧疾第一方
第廿方　瘧疾第二方
第廿一方　久瘧調理方
第廿二方　久瘧潛消丸
第廿三方　治痢疾第一方
第廿四方　治痢疾第二方
第廿五方　治痢疾第三方
第廿六方　治疔毒效方
第廿七方　神效沃雪湯
第廿八方　治無名腫毒方
第廿九方　治癢瘡簡易方
第三十方　治疥瘡效方
第卅一方　治吐血不止方
第卅二方　治傷肺吐血并嘔血咯血方
第卅三方　治小便不通方
第卅四方　治婦人小便不通方
第卅五方　治小便下血立效方
第卅六方　治小便出血痛不可忍方

青囊萃頴　良方目錄　三　張氏家刻

青囊萃穎　[illegible]

外科專治門

青囊全集　重校目錄　王　[illegible]君輯

青囊萃穎　卷之目錄　六　[illegible]

青囊萃編上編

重校經驗目録　全

青囊萃穎

毘陵　贊化氏劉行周於

大清光緒戊戌年荷月鈔

經驗彙錄

第一方保產萬應方

治向來難產或慣滑胎或偶動胎氣或得胎後腰痛腹痛時見不止勢欲小產者如有胎七八箇月每月服兩劑臨產母子平安

全當歸 酒洗 千卜　川芎 千卜　菟絲子 酒泡 千卜

白芍 酒炒 千　川貝 去心 千　嫩黃芪 蜜炙 八卜

荆芥穗 仆　蘄艾 七卜 酒洗　厚朴 七卜 姜汁炒　羌活 木卜
枳壳炒 不　甘草 木卜
右藥用水三鍾薑三片煎八分温服預服者空心
温服臨產安胎者隨時熱服如人行五里路即下

第二方加味川芎湯

臨產用治交骨不開產門不閉活胎即產死胎即下

當歸 㕛　川芎 七年　龜板 手大一箇醋炙研碎
婦人髮 如雞子大一團瓦上燒灰存性
右藥水二碗煎一碗服之

第三方佛手散

治懷胎六七箇月後因事跌磕傷胎或子死腹中疼痛不已口噤昏迷或心腹飽悶血上冲心者服之生胎即安死胎即下又治橫生倒產發熱頭疼能逐敗血生新血

當歸 五錢　　川芎 三錢

右藥用水七分酒三分煎服　如橫倒產子死腹中加馬料荳一合炒焦熱碎入滾水中冲童便半鍾煎服日再服

第四方生化湯

治產後兒枕痛惡露不行血氣暴虛此保產之聖

劑也產後連服三劑永杜產後百病

川芎一錢　當歸五錢　炙草五分

炒乾姜夏四分冬五分　桃仁十粒滚水泡去皮研碎

右藥用陳酒半杯水二碗煎至一碗未產時預煎

俟產下一刻空心做二次服如口渴加麥冬五味

子傷食加山查麥芽

第五方　當歸補血湯

治小產後身熱面赤眼紅口渴等症大補氣血退

虛發熱其效如神

當歸三錢　黃芪一兩蜜炙

右藥用水兩碗煎至一碗溫服

第六方通脈湯

治產婦乳少或無乳

黄芪 生用 一兩　當歸 五錢　白芷 五錢

右藥用七孔猪蹄一對将蹄煮湯吹去浮油納入諸藥煎一大碗服覆面睡即有乳如未效再一服無不通矣　新產無乳不用猪蹄者用水酒各半煎服體壯者加紅花五分以消惡露

第七方神效達生散

治久慣小產孕至三月後常服之臨產前一月加

秋葵子六分炒臨盆時加秋葵子一錢催生如神
可免難產諸症

蘇梗錢半　當歸酒洗千　白芍酒炒千　甘艸三分
川芎酒炒千　大腹皮黑豆汁洗千　枳壳麩炒千　白朮土炒千
陳皮千　川貝去心千　蔥頭二个

右藥用長流水煎服

第八方秘傳神效小兒驚風散

嬰兒出胎開乳之前先服此散永無驚風之患痧
痘亦輕微

甘艸二分　硃砂一分　生大黃三分

右藥共爲細末用黑沙糖一錢五分將開水化之調藥以茶匙徐徐匀兩次温温灌下如未服此藥忽發驚風者服此一劑即愈屢試屢驗

第九方稀痘三豆湯

未出痘疹時預爲服之胎毒重者出數粒胎毒輕者終身不出

馬料豆一升生用　菉豆一升生用

赤豆一升生用　生甘草三兩切片

右三豆淘淨同甘草入雪水或長流水煮豆熟爲度去甘草將豆曬乾又納入汁中再浸再曬汁盡

為度逐日取豆任意與小兒常服

第十方解毒膏

治小兒痘疹後餘毒結成瘰疽連珠不已兼治年久惡瘡並頭上禿瘡

馬齒莧搗汁一鍾　猪油一鍾　白蜜一鍾

右藥熬膏塗之立效

第十一方痘疳丹

治痘疹餘毒牙齦破爛出血或成走馬牙疳無不立效

人中白即尿壺中之白垢刮下銀罐中煅紅冷定取出每用一錢

銅緑三分　麝香一分

右藥共研細末將茶洗口牙淨以指黏藥搽患處即愈

方第十二接骨神方

治跌傷斷骨從高墜下騾馬上折筋骨碎斷痛不可忍此能接骨續筋止痛活血

硼砂三錢　冰粉三錢　當歸三錢

右為末每服二錢以蘇木湯送下

方第十三接骨方

治騾踢馬踏傷損骨碎者

生半夏二錢　黄柏二錢

右藥生搗敷七日即愈

方第十四接骨簡效方

治骨斷損傷

蟹殼炙灰存性等分

右爲末用酒調服盡醉其骨自合

方第十五解中砒毒

雞蛋二十箇打碎入明礬三錢灌之吐盡便愈無不

效者

尚毒入腹用鉛四兩就石上磨汁旋磨旋灌亦愈

第十六方 治瘋狗咬效方
如被瘋狗咬在三日內服之可保不死
斑猫七个去翅足用糯米浸一夜撿起同炒炒乾去米此末埋蓋土中為要
大黃三錢 黑丑錢半 尖檳榔一錢
右為細末麪糊為丸如桐子大每服一錢空心服
以酒下服後等小便痛小狗從小便出也再服更
妙如肚痛小便不通再加飛滑石七錢原麝一分
和前藥為丸以滾水調服
此方是以毒攻毒百日之外聞鑼聲即發再治無
效

第十七方　治絞腸痧

明礬三四錢　以滾水調勻服吐卽愈　外治法先將兩臂抹下以鍼刺血在十指甲二分半處出血卽安

第十八方　治胃氣痛行方

九種心胃疼痛皆能有效

香附四兩醋洗七次焙研

良薑四兩酒洗七次焙研

右藥共爲細末每服三錢空心服以薑三片鹽水炒許沖湯送下　鹽水炒許當是鹽少許

第十九治瘧疾第一方

三方次第用之其效甚速

陳皮一錢去白　茯苓一錢　威靈仙一錢

茅朮一錢炒　厚朴一錢姜汁炒　柴胡一錢

黃芩八分　青皮六分　尖梹榔六分

甘草三分　薑三片　紅棗二枚

右藥用井河水煎各一杯煎八分空心服重五帖

輕三帖　頭痛加白芷一錢　無汗加麻黃八分

進一服即去之

第二十瘧疾主方第二

生首烏三錢　陳皮八分　茯苓八分　柴胡八分
黃芩八分　白朮土炒　當歸一錢　威靈仙一錢
知母二錢　鱉甲二錢醋炒碎　炙草三分
生薑三片　黑棗二枚
右藥用井河水各一碗煎九分入陳酒一鍾空心
服　久瘧加蓬朮一錢醋炒重者服十劑

第二十　久瘧調理方

人參一錢　炙黃芪錢半　當歸錢半　白朮土炒
陳皮八分　炙草三分　柴胡八分　升麻四分
知母一錢　青蒿子一錢　麥芽一錢

右藥加薑三片棗二枚用水二碗煎分八分空心
服進三五劑以扶元氣如力薄不能兌參者用蜜
炙黃芪三錢白朮二錢代之多服參劑決不再發

第二十二方　久瘧全消丸 全當作潛

威靈仙一兩　　蓬朮一兩
三稜一兩醋炒　　麥芽一兩炒
生首烏二兩　　金毛狗脊三兩酒炙脆

右藥共為細末以山藥粉一兩餳糖一兩水一小
碗為糊搗丸如菉豆大每服三錢薑湯送下小兒
加雞皮內金炙研末五錢每服錢半服一料永不

再發

第二十三方　治痢疾第一方

不論紅白膿血身熱裏急後重其效如神

川連一錢二分　黄芩一錢二分　白芍一錢二分生用

查肉一錢二分　枳殼八分麩炒　厚朴八分姜汁炒

尖檳榔八分　青皮八分　當歸五錢

甘草五分　地榆五錢　紅花三分酒洗

桃仁一錢去皮尖研成泥

右藥用水五茶杯煎至二杯如南木香三分磨汁

冲入食後温服渣用水三杯煎一杯服如澁滯

甚者加酒炒大黄三錢服二劑去之單白痢者去地榆桃仁加橘紅三分廣木香三分服十日甚效若未見效再用後方原文十日其效若半再用後方似費解鈔時改之云如懷孕者服此宜去梹榔紅花桃仁

第二十第二方四方

川連酒炒六分生用四分　查肉一錢　橘紅四分　當歸五分　桃仁泥六分

條芩酒炒六分生用四分　青皮四分　尖梹榔四分　地榆四分

白芍酒炒六分生用四分　厚朴四分姜汁炒　炙炒三分生用二分　紅花三分酒洗

青囊萃穎　經驗錄　乙　戊集刊

青囊葉果　余騎壹録　太　呂君軒

右藥用水五茶杯煎至兩杯入木香末二分同服

若延至月餘脾胃虛弱者用後方原本是虛滑

如懷孕者此宜去紅花桃仁檳榔

第五方二十第三方

人參五分力薄者以洋參二錢代之

黃芩六分酒洗　白芍六分酒洗　橘紅三分

厚朴三分　地榆四分醋炒　紅花二分酒洗

白朮五分　當歸五分　炙朮五分

右藥用水五茶杯煎至兩杯入木香末二分同服

原本無五茶杯三字　如懷孕者宜去紅花

第二十治疔毒方（六方）

疔瘡乃旦夕危險之外症此方統治各疔價值甚廉若預製施送其功莫大焉

雄黃生用三錢 腰黃生用手原本作天字

巴豆生用三錢去皮心殼

右藥聚置一器同搗如泥以飛麪陳醋煮糊爲丸如鳳仙子大症重者服二十三丸輕者服二十一丸含在舌上以熱水送服後打噎則愈如瀉更妙俟三四次後以新汲水飲之即止　如症重不省人事者將二十三丸用滾水化開從口角邊灌入

服後扶坐片刻便醒忌牛馬猪羊肉雞魚葱蒜辛炙諸味并飲酒行房七日方能就愈原本無猪羊二字

第二十七方　神效沃雪湯竊思作方者之意取如沸湯沃雪消之甚速也

治一切無名腫毒其效如神

當歸最重者用八兩輕者二兩　白芷重者用四兩輕者用一兩

夏枯草重者二兩輕者酌用　殭蠶重者一兩輕者二錢五分

右藥用水酒各半同煎服原方夏枯草下無輕者酌用四字鈔時添

頸上加川芎

膝下加牛膝　餘者不丸

原方分兩當量証以意消息之行周註

第二十八方治無名腫毒方

大黃三兩　黃芩三兩　黃柏三兩　陳小粉二兩

右藥炒黑同研為末用醋調敷

第二十九方治囊瘡方

硫黃　大椒　雄黃

右藥等分和為末調入陳柏油化烊搽擦

第三十方治疥瘡方

大風肉三錢　皮硝三錢　樟冰三錢　銀硝一分

油核桃五个

右藥共為細末用夏布包擦患處

第三十一方治吐血不止方

全當歸一枝約一兩二三錢重者

用陳白酒滷壹斤煎至一碗沖入黑豆汁童便各

一杯溫服重者三服

第三十二方治傷肺吐血并嘔血咯血方

白芨為末陳酒調服每服二錢按白芨有補肺之功

第三十三方治小便不通方

小麥稭壹摘煎湯飲之立愈愚意當去節猶麻黃去節用則發汗節則止汗

攷麥為心穀心與小腸為表裏其稭可通小便良

不謬矣　行因注

第三十四方 治婦人小便不通方

杏仁七粒去皮尖麵炒黄

研細末以開水調服立通

第三十五方 治小便下血立效方

旱蓮草 車前子

右藥取汁每日空心溫服一杯

第三十六方 治小便出血痛不可忍方

淡豆豉一撮 煎湯服之立效

第三十七方 治膈氣方

慕椿單天顏之太夫人曾患膈氣異人傳授此方

[illegible]

服之兩愈

大黃二兩酒製九次　上沉香末六錢

桃仁六錢泡去皮尖研去油　烏藥一兩磨水煮炒

硼砂二錢

右藥共研細末每服三分五更時舌上舐津送下

第三十八方　治黃病方

馬鞭草　煎湯常飲自愈

第三十九方　治頭痛方

川芎一錢　茶葉二錢　水煎服

第四十方　治偏頭疼方

蘿蔔汁加氷片少許昂頭灌入鼻中右痛灌左左痛
灌右鼻愈
第四十一方解毒喉風丹
治喉科尤急之症
雄黃五錢　川鬱金三錢　巴霜二錢五分
右藥醋糊爲丸如菉豆大以茶送下二丸吐出痰
涎鼻愈　又方治喉風十八症用馬蘭連根一把
搗汁加明礬豆大一塊和入火隔湯溫熱服下
第四十二方催生方
用本年憲書面頁列　欽天監奉　准云云兩有印
[illegible]頁　聖[illegible]　[illegible]

千囊年集　新賜堂錄　主　呂君輯

信者扯來私燒灰以陳酒一鍾調服立瘥

第加四十三　行路不飢丸

或遠行或遇荒皆可備用勿以價廉忽之

黑芝蔴三升炒　棟芝紅棗三斤去核　炒糯米三升磨粉

右味共搗和一處爲丸如彈子大日服三丸以湯

送下去

第加四十四　許真君救荒方

倘歲值大荒飢餓者衆宜合此方濟世蓋所費不

多而一料可療千人也小料十分之一亦救百人

飢

黄豆七斗水淘淨曬蒸　黑芝麻三斗水淘淨同黄豆蒸

右二味黎明入甑午時曬以三蒸三曬為度然後

研末若遇陰雨則以火烘乾亦可研末後略加開

水搗為丸如核桃大日服三丸可止一日飢

第四十五方　減少保千金麵方

白麵一斤　麻油二斤　茯苓四兩炒磨末和麵

白蜜一斤　甘草二兩磨末和麵　炮姜二兩磨末和麵

生姜四兩搗汁

右將白蜜麻油生姜汁拌入前味井和成一塊切

片置甑內蒸熟後陰乾舂末每食一小杯以開水

青囊萃頁　經餘書錄　与　戊辰年

青囊萃異　案馬東金　古　白君卓

化調服可飽終日服之忌食葱以絹袋盛之可留數年

第四十六方　辟瘟丹

乳香一錢　蒼朮一錢　細辛一錢　甘炑一錢

川芎一錢　降香一兩　檀香末一兩（原本炑書作杦字）

右藥以紅棗肉為丸如彈子大焚於爐中能辟瘟疫

第四十七方　治疫氣傳染方

瘟疫傳染都從口鼻吸入內舍募原流佈三焦凡人吸受疫氣初覺頭痛者急用此方治之

芥菜子末水調塡臍以熱物隔衣一層熨之汗出即愈　又方疫氣流行水缸內投黑豆一撮全家無患

第四十八方　避瘟丸

遇瘟疫時服之可避邪氣

雄黃一兩　鬼箭羽二兩　丹參二兩　赤小豆二兩

右藥爲末蜜丸如桐子大每服五丸空心溫水送下

第四十九方　轉女爲男法

婦人覺有娠即以雄黃一兩　絳紗囊佩小腹

第五十方治諸魚骨鯁法

鯉魚骨灰以沙糖湯送下

又方用橄欖汁嚥下

第五十一方治誤吞金銀 胸膈痛者

羊脛骨燒灰三錢以米湯送下其物即從大便下

第五十二方治誤吞銅錢

胡桃肉四兩 荸薺一斤 共搗汁沖酒服

第五十三方治噤口痢疾方

丁香五粒 巴霜一分 杏仁五粒

砂仁五粒 沒藥三厘 紅棗一枚去核

右藥同搗分糊兩丸一丸貼在臍上一丸服之即愈

第五十四方 治乳巖方

枸橘李 切片炙研 即鮮枳實 每日酒調服二錢服半月愈

第五十五方 急治喉風方

痰壅氣塞湯水難下

牙皂末一錢 以雞子清調如膠緩緩嚥下吐出痰涎即愈

第五十六方 治濕痰流注方

栗剛炭灰 四兩 原本剛 火硝一兩 白礬五錢

干薑[illegible] 綠礬壹錢 [illegible]

右藥共為細末以冷水調敷患處即消春秋時候

塗敷五寸香為度夏三十寸香冬八寸香完即將藥

洗去

第五十七方 治耳聾神方

巴豆一粒 斑貓一个 片冰片 麝香各少許

右藥共為末以葱蜜和研丸如麥形用新綿裹入

耳中響音如雷多得驚駭三七日乃取出切忌入

口

第五十八方 治羊癲風方

兼治痰迷等症小兒驚風其法以藥末少許吹入

鼻內 原本是藥研少許吹入鼻內

皂礬一斤灌入陳尿壺內用鹽泥封口將炭十斤圍燒尿壺冷定取出研為細末加魚膠八兩醋一斤於火上化烊和藥為丸每服五分服半月即愈

第五十九方 六藏丹

治發背搭手

自死龜一个 蜂房二兩

右藥共入麻油內煮黃不可焦候冷研末以麻油調塗患處以腐皮蓋貼

第六十方 治善拱頭方

胞衣瓶內石灰　蜜陀僧
右藥等分為末先用花椒湯洗淨患處然後以香
油調藥敷塗聽其自落即愈
又海沙黃柏各半膏藥上貼之
第六十一方　治胎胞衣不下方
芒硝二錢　牛膝三錢
右藥以水煎沖入童便半杯服之立下
第六十二方　治產後血升方
韭菜切斷入有嘴瓶內另煎滾醋三碗亦倒瓶內救
人無算矣如無韭菜或炭或鐵秤錘燒紅入醋可

代輕者將益母草煎濃湯沖入童便一杯服下立愈（瓶内之下當添入燻鼻二字）

第六十三方　治鼻血神方

胎髮　龍骨

右藥等分焙存炭用烏梅肉炙肥研末吹入鼻内

第六十四方　治産後損尿胞方

白牡丹根一錢　黄絹一尺　白芨一錢

右藥濃煎半碗徐徐服之服後忌言語

第六十五方　治小兒無乳嗽將成痞積方

雞肝一对不落水　氷糖四兩

右藥以胡桃肉一斤爲末研和作丸隨時食之

原本作瑣瑣葡桃

第六十方　治火燙神方

扁柏葉半斤　麻油一斤

右藥同置鍋中熬枯去渣待半冷入黄白蠟各一兩攪勻埋入土蓋好愈久愈好凡火燙者取出塗之立可止痛此方必須平時製合蓋原本作入土埋

又方蘿蔔汁温服二碗以渣敷患處

又方高粱燒酒塗拭亦止痛

第六十七方　治火燙燒傷方

或被火燒肢體徧身受傷重者火毒攻心

黄連二錢　花粉二錢　元參二錢　陳皮錢半

桔梗錢半　山梔錢半　淡竹葉千片

右藥水煎服若身潰爛者先喫童便或蘿蔔汁一二碗以護其心外治蚌殼灰極細末用雞子清調塗　又方以白礬末用香油調和塗治亦愈

又方用經霜桑葉燒灰以香油調和塗治亦愈

第六十八方　藥茶方　於天中節製造即名午時茶

治四時感冒風寒頭疼肚痛胸膈不寬欬嗽吐痰痢瀉等症此方諸家必備

新會皮炒半　青皮炒半　柴胡半　檳榔半
厚朴薑製半　麥芽半炒　葛梗半　秦艽半
白芷半　甘松半　甘菊半　枳殼半
薄荷半　神曲炒半　羌活半　山查一兩
紫蘇半　獨活半　升麻五分　麻黃三
川芎三　半夏曲半　萊菔子炒半
右藥製法先用湘潭茶二斤和入姜汁一碗拌透
曬乾再入前藥和炒收貯每用二錢小兒減半煎
湯服或為沙糖冰糖以開水化服亦可
第六十九方　治腹痛方

或初起或宿疾兼治感傷水濕
白胡椒一錢　麝香一分
右藥共研末入臍内少許外以膏藥封蓋之立效
第七十方　治痧脹方
蔥白三枚　蘸鹽細嚼嚥下即愈
第七十一方　治咽喉紅腫難進飲食方
蚯蚓一条白頸為佳
搗爛以滚水泡去泥俟冷飲之避風忌雞數日
第七十二方　治疳積效方
治肉脱髮落完穀不化目瞖者

赤石脂一兩八錢　牡蠣一兩八錢
海螵蛸一兩八錢　飛滑石一兩八錢
黃丹一兩二錢　硃砂四兩疑是四錢
右藥各為細末水飛晒乾和勻收貯每服三分用
雄猪胆一个將竹刀破開摻藥入內再以米湯煮
熟熟後食肝并湯

第七十三方　治急慢驚風方

弔眼撮口搐搦不定等症

代赭石　醋煅十次研末極細水飛晒乾每服一錢輕
者伍分以真金煎湯送下速進三服見兒脚脛上

有赤斑即病出可冀安痊也若無赤斑不治

第七十九方 龜蠟丹

治一切無名腫毒對口疔瘡發背流注無論初起

將潰已潰者有效驗

血龜板大一个　白蠟一兩

右龜版安置鑪上烘熱將白蠟漸漸糝上完版自

炙枯乃移下退火氣研為細末每服三錢日進二

次黃酒調服以醉為度服後必臥得大汗一身其

病必愈此方神效

第七十五方 拔疔神方

青囊萃穎　聖餘賞錄　臣 成泰仟

青囊異集　系馬堂集　王白君輯

蜒蚰五錢　銀硃一錢　雄黃八分　冰片一分

右藥共搗爛搽患處立消另以菊葉搗汁飲一鍾

第七十六方　治發背神方

哺胎雞子一枚炙枯將出未出之際未完全者加一枚

生半夏一兩　生南星一兩

大酒藥一丸糟坊中所用者

右藥共為末極細另煮糯米飯勿太硬打爛和藥塗敷乾即易之重者一晝夜拾換十餘次則其瘡自漸漸收小而愈

第七十七方　楊梅瘡酒方

無灰酒一大鍾　小磨麻油一茶杯

右藥攙和每日清晨隔湯燉熱服之七日即效

第七十八方　痧藥方

淨茅朮二錢　生半夏二錢　生南星二錢

雄黃二錢　硃砂二錢　蟾酥二錢

北細辛二錢　牙皂二錢　麝香三分

右藥共研細末收貯瓶內凡患痧者以少許嗇鼻中使之嚏

第七十九方　紅霞鶴頂方

治瘰癧發背搭手對口腫毒

青囊奇集　經驗彙鈔　王啟春輯

上血竭二兩　兒茶二兩　乳香二兩去油

沒藥二兩去油　銀硃二兩　鉛粉二兩

右藥共研細末收貯臨用時將麻油調攤油紙上

油紙以鍼刺孔貼於患處外加膏藥蓋之立效

第八十方　菩提丸

治夏月起居中暑風寒飲食瘧疾症發熱胸膈不

寬徧身疼痛

廣藿香一兩　薄荷一兩　半夏一兩姜汁拌

山查一兩　砂仁一兩　香附一兩

神曲一兩　蘇葉一兩　麥芽一兩

陳皮一兩　藊豆一兩　黄芩一兩
茅朮一兩　厚朴一兩　甘草一兩
右藥共爲細末以荷葉煎湯泛丸如彈子大重三
錢引經各隨其用寒疝姜湯下暑症藿香湯下瘧
疾姜汁下欬嗽百部湯下泄瀉姜湯下紅白痢車
前子湯下霍亂吐瀉以胡椒七粒菉豆一撮煎湯
下

第八十一方　治牙痛方
姜黄五分　白芷五分　細辛五分
右藥共研爲末擦患處須臾以鹽水漱口如遇外

[illegible]

面赤腫去姜黄加川芎

第八十二方　治打傷眼睛方

如睛突出急揉進

生猪肉一片用坐臀肉去毒血

加摻當歸末及赤石脂末貼患處即愈

第八十三方　治夾棍傷方

急用熱童便一盆浸足如冷燒紅磚淬之即熱童便上有白油浮起傷已盡出再用肥皂搗爛加雞子清和勻罨患處以草紙裹紮緊密一夜不可動

內服方

人中白煅一兩　乳香二錢燈草炒去油

没藥二錢燈草炒去油　牛膝三錢

木耳灰五錢存性

以上藥為末另以牛膝二錢煎酒調服每服五錢

連服三次

第八十四方 治杖傷方

杖後即飲童便一杯以免熱血沖心再用熱荳腐

鋪傷處其熱如蒸其腐即紫復易之以轉淡為度

另服白及末二錢以米湯送下

第八十五方 治翻胃初起方

紫沙糖一斤　老生姜一斤

右味共搗爛入乳腐瓶埋土中七日取出每早晚

準用一調羹以開水沖服

第八十六方治乾血癆奇方

白鴿子一隻去腸入上血竭經一年用一兩二年用

二兩三年用三兩以線縫住用無灰酒煮數沸服之

瘀血必行如心中慌亂者即食白鴿子煮熟食一

塊可止

第八十七方治雜眼方

蕎麥麪一錢　荸薺一个

右味同搗照雞眼大小數貼過一日一夜連根瘀落

第八十八方 治急慢驚風奇方

白頸蚯蚓 刀截二段跳急者治急驚跳慢者治慢驚加入麝香一分搗爛貼當臍外以膏藥蓋之

第八十九方 治小腸氣痛繞腸沖心

連蒂老絲瓜燒灰存性研為末每服三錢熱酒調服重者服三次

第九十方 治久痢噤口方

青囊草集　京醫彙鈔　王　月岩輯

病勢欲絶

金色鯉魚一尾重三斤如常治淨用鹽醬葱加入胡

椒末三四錢煮熟置病人側嗅之欲吃隨意湯食

一飽即愈屢效

又方用大蒜搗爛貼足心臍中

又方以五穀蟲焙為末每服一二匙米湯下加沙

糖湯調服便思飲食

第九十一方治婦人白帶丸方

紅棗乙斤煮去皮核　棉子仁乙斤去油

白菓乙斤去殼心煮　郁李仁四兩去油

右藥共搗爲丸每服三錢陳酒下

第九十二方　萬金不傳遇仙丹

專治婦人難產累日不下危急之至驗過

草麻子十四粒去殼　明硃砂一錢五分

雄黃一錢五分　蛇蛻一尺燒存性

右藥研細末用漿水飯和丸如彈子大先用椒湯淋滴產婦臍下然後將藥丸一放於臍中覆紙數重再以濶布束之若兒頭生下急取去藥

第九十三方　治肝氣方

赤芍六錢　烏藥三錢

[illegible]頁　[illegible]錄　[illegible]　[illegible]年

青囊集要　錄驗堂錄　言　启春華

右藥以腐水洗蒸用水二碗煎至一碗服

第九十四方　治胃脘痛方

五靈子一兩去砂水飛　母丁香三錢淨末

巴霜三錢　麝香二分

右藥以端午日用神曲同米醋糊為丸如菉豆大

每服三丸含口中待將化以開水送下重者五丸

第九十五方　治小兒愛食泥土炭茶生米等類方

炒芝麻一鍾拌入雄黃末二分以白水送下三日後

獨食芝麻久服自愈

第九十六方　治贅瘤方

生馬錢子以荸薺汁磨塗患處早晚二次軟者不用月而愈

第九十七方　治禿瘡方

獨核肥皂一莢將沙糖填滿其中入巴豆二粒紮好以鹽泥塗封煨煅存性為末加梹榔末一錢輕粉五分研勻用米油調敷數數時先薤頭用灰湯洗過溫水再洗然後拭乾搽藥

又方芒硝二錢牛膝三兩以上二味以水煎加童便半杯沖服立效

第九十八方　治服鹽滷方

急用白洋糖四兩調湯灌下

附服生鴉片急救簡便方

急用柿油水服可使毒不走散化於無形從大便而出愈多愈妙用之屢效蓋生鴉片畏柿油故也如不信將生鴉片與柿油安盞內頃刻化為白水腐形（柿油即做傘之柿漆隨時可向傘作購也若鄉有仁心君子不妨預貯以備救人之急需）此方刻於新聞報不知救活幾許人矣且無嘔吐之苦不傷元氣救吞生烟莫與京焉（行周志）

第九十方　治蟲積肚痛方

葱汁半鍾　菜油半杯

調和服蟲化為水便除梗矣

第一百治手足凍瘡方

方蠏殼燒灰以麻油調敷敷時先將蘿蔔芥原本作荚橘皮煎湯薰洗

附孟河費氏傳治姶姆勞方　仲泉叔錄

麻黃五分　黃柏五分　杜仲三錢　柴胡一錢

澤瀉錢半　車前二錢　蘇子一錢　前胡千

冬花錢半　杏仁二千　青皮千　香附千

紅花千　烏藥千　三稜千　獨活卜

甘草千　升麻千　猪苓千半　料豆千

青囊萃穎　經驗彙錄　定成家本

青囊藥案　[illegible]　六　古春軒

黄芩錢半　山查錢　細辛八分　蘇木錢
熟地三錢　當歸錢半　白芷錢　厚朴錢
莪朮錢半　百草霜三錢　苓皮三錢　桂枝錢半
羌活錢　桔梗錢　麥冬三錢　陳皮牛一条
桑皮三錢　檳榔八分　骨皮三錢　石膏三錢
砂仁錢　臘肉骨三錢　二丑錢半　川貝錢半
陳皮錢半　川芎錢半　生地錢　薄荷錢
引　童便一杯　陳酒二斤

方中陳皮牛疑是牛皮之誤否則是馬鞭上之皮条也

外科門

治科疣

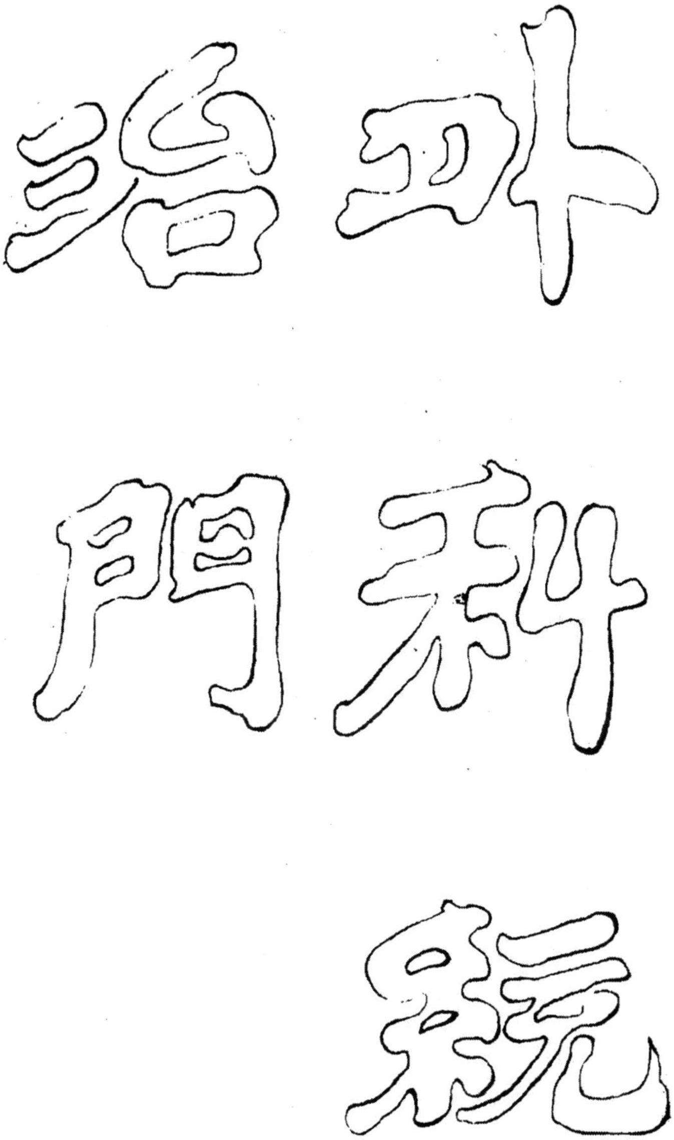

戊戌新
栞之吉
行周署

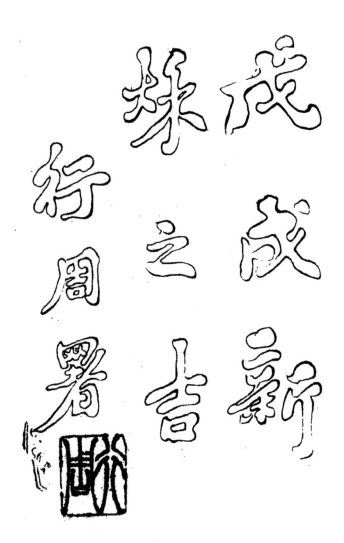

外科統治門

第一百零一方　萬應靈膏秘方

治男婦小兒不分遠近五勞七傷欬嗽痰喘氣急左癱右瘓手足麻木徧身筋骨疼痛腰脚軟弱偏正頭風心氣疼痛小腸疝氣偏墜跌打損傷寒濕脚氣痢疾走氣痞塊男子遺精白濁婦人赤白帶下月經不調血崩兼治無名腫毒瘰癧臁瘡楊梅頑瘡誤服輕粉致傷筋骨疼痛變成為惡毒腫爛成瘡大如盤或流黃水或流膿血臭爛不能動履者貼此膏藥永遠除根再不後發

青囊立　經驗童　青　春輯

川芎　白芷　乾生地　熟地　香附　枳殼　烏藥
半夏　青皮　細辛　知母　貝母　杏仁　黃連
黃芩　黃柏　桂枝　大黃　桑白皮　柴胡　薄荷
赤芍　木通　桃仁　元參　豬苓　澤瀉　桔梗
前胡　升麻　麻黃　牛膝　杜仲　山藥　遠志
續斷　良姜　何首烏　甘草　連翹　稾本　茵陳
地榆　防風　荊芥　羌活　金銀花　獨活　白蒺藜
苦參　姜蠶原本蟲字　天麻　南星　川烏　草烏　威靈仙
白蘚皮　五加皮　蒼朮　兩頭尖　五倍子　巴戟肉　川山甲
芫花　蜈蚣二條　蒼耳頭廿七　桃　柳　槐　榆

桑　楝　楮枝　榆枝　附子　肉桂　虎骨　鹿茸
鮮生地　山梔　紅花　丹皮　三稜　蓬朮　木香
全蠍　鱉甲　青風藤　地骨皮　乾姜　補骨脂
右藥各用二兩　以上八十八味用真麻油四十
斤浸藥春秋二十日冬天一月夏季十天先煎血
餘油二斤同藥歸一處用槐枝桃枝桑枝柳枝棗
枝向東者攪藥煎好將細篩濾去渣熬至滴水成
珠老嫩要得法然後將黃丹二十斤少還淨炒乾
研末收煉成膏另加細藥末　方開後
人參　西牛黃　麝香　氷片　珍珠　琥珀　樟腦

龍骨　雄黃　熊丹　兒茶　乳香　沒藥　輕粉
血竭　母丁香　安息香　自然銅　赤石脂　海螵蛸
右藥各用八錢以上二十味研細末聽用
右以已熬八十八味用蘇合油十兩鉛粉一匣收
膏其收膏之法須任火涼至溫熱將蘇合油分作
数次攪入再將鉛粉攪入然後將各藥末分作数
次攪入不住手攪攪至冷如度隔水浸去火氣四
十九日可用之攪木須用槐木枝尤妙此藥無病
不治按穴貼之久而有益惟孕婦忌貼

第二百零一方　梅花點舌丹

治疔瘡癰疽發背乳癰對口諸般惡毒初起服之能護心消毒並治大頭瘟毒咽喉腫痛小兒走馬牙疳等症

梅花冰片　熊膽　麝香各五分
珍珠四分淨末　西黃　血竭
沉香　蟾酥火酒化開　葶藶
明雄黃各七分　乳香　沒藥去油
硃砂水飛　硼砂各一錢

右藥除蟾酥外共為細末量加人乳搗和為丸用

金箔二十張為衣每丸重二厘用一粒含於舌上不住運動否則起泡待藥化完臨臥再以溫老酒送下一丸厚被蓋汗出立愈

第一百零三方　蟾酥丸　一名奪命丹

治疔瘡發背腦疽乳癰附骨一切惡症多瘡麻木不痛或嘔吐昏憒急服此丸不起發者起發不痛者痛甚者止昏憒者醒未成即消已成即潰起死回生之至寶也

真蟾酥化酒化　硃砂各三錢　輕粉五分

枯礬　寒水石煆　銅綠

乳香去油　沒藥去油　膽礬煅
麝香各一錢　蝸牛二十个
右九味共為細末將蝸牛研爛同蟾酥勻和入諸藥搗為丸如菉豆大每服五粒用葱白五寸沖入無灰酒化下厚被蓋汗出立愈

第一百零四方　犀黃丸
治乳巖瘰癧痰核流注橫痃肺癰小腸癰一切腐爛陰疽
乳香一兩　沒藥一兩　麝香錢半　犀黃三分
右為細末用黃米飯一團搗爛丸如蘿蔔子大晒

乾貯好每服二錢熱陳酒送下生下部空心服上部臨臥服　原方去犀黃加雄精五錢名醒消丸並治翻花瘡肛門癰脫疽等症　製乳香沒藥法每藥壹斤用燈心四兩攙斷同炒至圓脆可揀去燈心磨粉用原本醒消丸之下有一黃字節去

第一百零五方　紅玉膏

治一切癰疽發背對口附骨及無名腫毒無論陰陽未成者消已成者潰呼膿拔毒一膏即可收功靈效通神

阿魏　藤黃各五錢　乳香

没藥各一两各五錢燒紅熱磚二塊上下夾之踏淨油淨末
松香三兩五錢用桑槐桃柳梅五樣樹頭搗好入水中先煎數滚撈去下松香煎半日去火下冷水同結撈起晒乾
蓖麻子肉一兩五錢
血標銀硃 血竭各一两
右蓖麻肉先搗爛漸加松香各藥打千槌成膏隔
水煮烊攤油銀皮紙上外托綿紙一層聽用症重
者每料加真麝香二錢蘇合油四兩其效更速膏
藥忌火薰熱器上分開貼之貼前仰臥貼後伏臥
貼左向右臥貼右向左臥孕婦貼恐壞小兒手足

青囊立集　秘傳靈金　言　启春軒

第一百零六方　呂祖治發背靈寶膏

瓜蔞五枚去殼去子　乳香五塊如棗大者

右藥共研細末以白蜜一斤同熬成膏每服三錢

溫黃酒化服

桐廬一人因母患發背百治不痊祈禱備至一夜

夢見　祖師曰君至孝格天命予救援之若遲一

日即不復治遂授此方得痊以傳於世

第一百零七方　當歸膏

治發背癰疽湯火傷去腐生新以肉色漸白乃為

毒盡如外肉掀乾爬連作四邊好肉皺揭作痛用

之即愈並治一切濕毒臁瘡頭面癬瘡膿窠瘡毒
小兒胎毒瘡癩凡腐爛不堪症者效
當歸　生地各一兩　黃蠟　白蠟各五錢
右味先將當歸生地浸油内一宿煎至枯浮用絹
濾去渣次以黃白蠟入油熬化成膏收貯資罐

第一百零八方　護心散

治一切外症毒甚即宜服此
真菉豆粉一兩　乳香五錢燈心拌同炒研好吹去燈心
右味研末用生甘草濃煎調下每服一錢凡癰疽
在三日内速進十服使毒氣外出方免變症稍遲

青囊秘錄　劉驥臯錄　[illegible]

內攻漸生嘔吐或鼻生瘡菌不食則危矣五日後亦宜服服至一兩則香徹瘡孔中真聖藥也

第一百零九方　武八將

治癧疽腐肉不化用此拔毒去腐

大穿山甲七片炙　五棓子炙一兩六錢　蟬衣六分

鏡面雄黃四錢水飛　當門子一錢　全蝎六分

白益母炒及炙灰存性　大蜈蚣七條炙　冰片八分

右共研極細末裝入磁瓶聽用

第一百零十方　遠志膏

治一切癧疽腫毒初起即消

遠志肉二兩或三兩去心用清酒煮爛搗如泥敷患處以油紙隔布紮定越一宿其毒立消屢試屢驗

第一百十一方　芎芷香蘇散

凡毒多挾風寒而發者宜先用此散之如毒不消即服銀花甘草等湯

川芎一錢　白芷一錢　赤芍一錢

陳皮一錢　甘草一錢　紫蘇葉一錢

荊芥錢半　香附錢半　秦艽錢半

右藥加連鬚葱白二寸水煎服若兼傷食加山查麥芽蘿蔔子若內熱極盛加連翹蒡子

青囊立效秘　□園彙錄　□　□君輯

第一百十二方　解毒湯

治紅瘰凡紅腫者爲瘰屬陽雖大寒時亦用凉藥

大當歸八錢四分　金銀花五錢

生綿芪五錢　生甘草一錢八分

右藥用酒三碗煎服上部加川芎中部加桔梗下部加牛膝各一錢五分服後宜避風出汗未成者消已成者潰輕者半劑重者一二劑外貼玉紅膏亦治乳瘰加桔梗一錢五分酒二碗煎至八一碗服出汗自消

第一百十三方　陽和湯

治白疽凡皮色不變如者爲疽屬陰酷暑亦用熟藥

熟地 三錢 鹿角膠 三錢 白芥子 二錢 肉桂 一錢

麻黄 五分 生甘草 一錢 姜炭 五分

右藥同煎輕症一服重症五六服即愈

第一百四方 馬齒莧統治方

馬齒莧 又名長命菜

一治楊梅瘡徧身如癩喉硬如竹管取碗大一握温水煎服出汗愈 見感學 原本無竹大二字

一治發背諸毒用一握以水煎入酒熱服出汗再

服去熱退腐三服全愈

一治癬瘡極癢無藥可愈搗數立止見彙集

一治婦女臍下生瘡痛癢連及二陰加青黛等分研勻敷之見普濟

第一百十五方　金銀花統治法

金銀花　一名忍冬藤　又名鴛鴦藤

一治一切惡毒異瘡搗汁沖黃酒熱服

一治解諸毒或口乾作渴或食已即飢將來必發癰疽或熬膏或研末早晚酒下見良方

一治脚氣作痛研為末每服二錢熱黃酒下見簡易

一治婦女下淋研為末以白酒冲服数次即愈

見藏、書白酒下当有露字

第一百十六方 蒲公英統治法

蒲公英、一名黃花地丁草

一治吹乳乳癰水煎、冲服酒服以渣敷患處即消

見內府

一治痔瘡煮熟、壓乾切碎香油拌食二斤即愈

一治發背雖青黑、者搗爛貼之三日內肉色如初

惟破者不可貼

一治婦女熱淋搗汁黃酒下

以上三品隨地皆有不費分文能治大症

第一百十七方神燈照法

治一切大毒不拘已成未成已潰未潰無不神效

雄黄一錢　没藥一錢　硃砂一錢

血竭一錢　麝香二分

右共為細末用綿紙作撚每條用藥三分蔴香油點燈燃離患處寸餘自外而內周圍徐徐照之毒大者連用三根日照二次毒小者用撚一根日照二次重者不過五六日已成即潰已潰即斂原本作歛陰瘡不起發者一照即起紅暈毒隨火散誠屢驗

第一百十八方　外治法

治癰疽發背對口一切惡瘡未成者

活蟾蜍一隻繫放瘡上半日蟾必昏憒置水中救之再入一隻必踉蹌三易其蟾如舊則毒散矣屢試屢驗

第一百十九方　銀花甘草湯

治腫初起內服此藥外敷遠志膏一切惡毒無不立消宜早服倘瘡毒已成則膿必外潰無從消散矣

金銀花二兩　甘草二錢

右藥水煎清酒冲服若毒在下焦加牛膝二錢孕婦忌用牛膝

第二百十一方　治發背腦疽一切惡瘡初起法（京兆張君伯玉傳）

採獨棵蒼耳一根連葉帶子細切剉不見鐵器入沙鍋用水二大碗熬至一碗如瘡在上飯後徐徐服吐出再服以盡為度如瘡在下空心服瘡自破出膿以膏藥敷之

第廿一百一方　治發背瘡

金黑牡牛糞（卽公牛）　巨勝子（卽黑芝麻）

右各等分同搗極細雞翎蘸藥塗患處已潰者卽

效當作歛既腐者生新至驗

第一百廿二方 治諸毒圍藥方

乳香 没藥 麝香各三分 蜒蚰二条

右藥共搗爛敷患處即消

第一百廿三方 治一切腫毒法

黑火石山藥同搗爛塗之

第一百廿四方 治結毒法

木瓜一味蜜丸每服一錢開水送下

第一百廿五方 治一切奇瘡無名腫毒法

肥皂莢去子弦及筋搗爛調好醋敷立愈再敷

青囊萃穎 經驗錄 甲寅春刊

一法用赤小豆為末雞子白調塗初起者立消已成者斂四圍即收（原本拘字）小出膿已潰者斂之即收口易愈按赤小豆細小而赤色暗者其性極黏乾則難揭入苧麻根末少許則不黏

又法用芙蓉花或葉或皮或根搗爛塗之初起者消成者膿潰者斂奇效和入赤小豆斂之更妙

第一百廿六方　治瘰癧法

瘰癧初起用明礬雄黃對半研細置膏藥上貼之即愈

第一百廿七方治一切熱癤法

芙蓉葉菊花葉搗爛敷之甚效

第一百廿八方蟾酥丸

寒水石九錢煅　輕粉九分研　血竭三錢

冰片九分　沒藥三錢去油　蜈蚣九錢

胆礬三錢煅　乳香三錢去油　蟾酥九錢火酒化

雄精三錢　硃砂九分　銅录三錢

紅砒九分　山甲三錢　姜蠶三錢

枯礬一錢　全蠍三錢　角刺一錢

右藥共研細末用蜜為丸如录豆大每服五粒厚

青囊萃頴　經驗良录　[illegible]氏家干

被蓋汗出立效

附　又抄蟾酥丸秘方

此方較上方似省事些但未知二方中孰驗惟爲

後學者須皆試試用（原本拿字）

真蟾酥 三錢火酒化　硃砂 三錢　輕粉 五分

乳香 一錢去油　枯礬 一錢　寒水石 一錢煅

銅录 一錢　没藥 一錢去油　胆礬 一錢煅

麝香 一錢　蝸牛 二十个

右藥九味共爲細末將蝸牛研爛同蟾酥和勻入

諸藥搗爲丸如录豆大每服五丸用葱白五寸冲

無灰酒下厚被蓋汗出立效

第一百廿九方　四生散

治一切無名腫毒初起立效

黃丹一兩水飛晝七錢　雄黃三錢五分

硃砂三錢五分　冰片二分

血竭三錢　乳香二錢去晝油

麝香五分

右藥共為細末磁瓶收貯不可出氣聽用

第一百三十方　紅生肌散方

硃砂二錢淨晝　血竭一錢五分

青囊萃穎　經驗良錄　巴　戊辰軒

兒茶 五分
雄黃 二錢漂盡
輕粉 五分
東丹 一錢炒
乳香 一錢去油
没藥 一錢去油
象皮 一錢五分瓦上炙灰
氷片 四分
右藥共研細末磁瓶收貯 拔膿生肌如神

第一百卅一方 入將丹方

蟬蛻 五錢去泥足晒乾研
全蝎（原本作蟾蜍）十个水漂淨去頭足
兒茶 二錢炙研
没藥 三錢去淨油
赤石脂 二錢
蜈蚣 七條去頭炙研
乳香 三錢去淨油
川山甲 七片炙研

雄黃（四錢水漂淨）三錢六分　五棓子一兩四錢晒乾研

右藥共各製淨研末和勻收貯

第一百卅二方　洗眼方

歸尾一錢　甘菊一錢　枳殼七分　防風八分

羌活八分　膽礬一錢　玄明粉六分　杏仁（十二粒去皮尖）

痺係風眼加銅录五分　痛係火眼不必加　右藥煎

水薰洗此方神效不可玩視

第一百卅三方　點眼睛生翳妙方

大拇指甲（用剪刀刮下細末少許）　再入人乳先將乾淨油心頭

點人乳取潮於指甲末內輕輕拖筭二下點入眼

青囊萃穎　　經驗錄　　星　戊春軒

青囊奇驗　錢驗囊錢　呈　成君卑

中醫上因取指甲末人乳之功數次立愈永不再

生屢試屢驗真秘方也

第一百卅四方治牙痛方

孫晴風傳

蓋人過勞碌而肝木不舒水虧不足以致虛火上

攻於牙齒齦腫痛治宜滋水平肝

當歸身二錢炒　中生地三錢　柴胡梢一錢

大白芍二錢炒　黑元參二錢　炒牛子錢半

白茯神二錢　炒山梔錢半　蘇薄荷一錢

北細辛二分　加老蘇梗錢半

右藥十一味水煎服或一二貼若托出外腫節用
後治牙痛方服一二貼立愈

第一百卅五方　又治牙痛方

前服滋水平肝之劑業經透出為腮腫腫尤恐外
攻仍遵前法重治

大熟地四錢　淡黃芩錢半　生山梔錢半
當歸身二錢酒炒　粉丹皮一錢　炒牛子錢半
大白芍二錢酒炒黑　元參二錢　鮮石斛錢半

右藥九味水煎服不用引

第一百卅六方　如意萬安散

青囊雜纂　經驗金　吕　成天輯

治一切風熱喉痛齒痛等症如虛熱體質或受天時亢燥或食辛熱麪食炮炙火氣之味至喉齒作痛者此方最妙

生甘草 一錢　桔梗 錢半　山豆根 二錢　蘇薄荷葉 二錢

右藥晒脆研極細末

馬勃自然粉 一錢 晒乾扯碎篩去筋取極細淨粉全入乳鉢和勻

硼砂 二錢　馬牙硝 二錢　冰片 三分

後右藥共一處研細末磁瓶收貯封口勿令走氣

第一百卅七方 立止牙痛方

專治風火蟲牙含之隨即定痛神效

花椒 三錢　細辛 三錢　白芷 三錢　防風 三錢

右藥四味用燒酒煎漱口不用燒酒用水煎濃亦

可只宜漱口不可吞下肚切記切記

第一百卅八方 治小腸疝氣方 即大小子

吳茱萸 一錢　川楝子 二个研　葫蘆芭 二錢研

小青皮 一錢　小茴香 三錢　荔枝核 三錢煅研沖服

右藥六味煎服蓋被要煖即愈驗過 煖原本作煖

第一百卅九方 加陽和湯方

青囊萃穎　至僉皇泉　星　戊家年

青囊亭集　[illegible]錄

熟地一兩　白芥子二錢　鹿骨膠丰
姜炭五分　麻黃五分　生甘草王
肉桂千研末冲服
右藥酒水各半服輕者一二貼重者六貼立愈

第一百十四方害乳岩方
此方應驗如神幸勿死視專治初起如神此四味
忌婦人煎要男人煎尚有孕之婦忌服
金銀花五錢　甘草五錢
瓜蔞仁五錢　蒲公英五錢
用陳大酒煎服立效

第一百四一方 治乳癰乳疽神效方

瓦楞子 三兩醋煅研 青黛 五錢水飛淨

右藥共研細末每服五錢 腫硬用陳酒下 盡量飲

加山茨菇更妙 孀婦加鬱金湯下 小兒食乳

廣、皮湯下 乳出頭已潰陳酒下 閨女鬱金薄

荷湯下 已潰外用白蠟膏貼之

第一百四二方 青蒿丸方

治急慢驚風神效 歌曰

一半丹砂一半雪 其功全在青蒿節

任他死去亦還魂 服時須用親娘血 卽乳也

青囊萃穎 經余實錄 吳氏[illegible][illegible]

好辰砂水飛　輕粉水飛各等分

用青蒿搗蟲搗成丸如綠豆大大金箔為衣鈎籐湯下每一歲用一丸小兒以乳化服服後如瀉以乳頻頻喂之立效

嚛第一百三方　治風濕破出水退熱方

此方應過數次幸勿輕視

生石膏十兩　黃柏末二兩五錢　寒水石十兩

甘草二兩五錢　百草霜一兩二錢　掃盆一兩二錢

右藥共研細末猪胆汁調敷驗過

嘆第一百四十四方　爛脚丫方

石膏五錢　東丹二錢　飛輕粉二錢　冰片一分

右藥共研末撒于脚丫内一宿即愈

嘆第一百四十五方　禁瘧痢方

用香橼一个上開乙盖不可去穰加明矾二錢入内

將原盖配上封好灰炭火煉存性研末每服二錢

未來前一日先服一次當日又服一次儘此服完

無不愈矣用陳酒冲服

嘆第一百四十六方　治犬咬並魚骨鯁喉靈符法

以勅令縣主食常治　此符係縣主食常治五字疊次書

于靈符頁　盡飲其灰　即　戒傷忤

青囊奇異　　經驗堂録　　吳　彥春輯

凡遇犬咬即於患處墨筆書此符即愈凡遇骨鯁
喉扯黃表紙一張墨筆書此符化於碗內滾水吞
之即愈

四第一百七方　治漆瘡方
汪傳應驗如神
用韭菜根搗汁搽之一日數次即愈　搽原本作漈

四第一百八方　治癧瘡單方
汪傳
用桑樹柴燒吹熄將癧瘡放上燻烟數次即愈
如患爛者用三仙丹二十文梅花氷片十文和末

提膿如神　另加海漂蛸少許更妙　如患淺者

用生石膏一兩東丹五錢水漂淨三次晒乾和末

甚驗

第一百四十九方　治不時打惡欲嘔酸水者

汪傳

此症人人皆作胃寒治之大悞豈知實屬胃熱也治

之宜用建曲湯食之每日三服即愈

第一百五十方　保產方

凡懷孕婦胎至七八九个月每月服二三劑易於

分娩然此方之妙何止催生胎動者服之可以安

青囊萃穎　經驗彙錄　吳　氏春軒

青囊萃集　[illegible]　應春軒

胎慣小產者服之可以保胎至有橫生倒產服之
即順或子死腹中者服之即下並不傷殘產婦併
杜產後血暈諸疾乃真女科神劑也
黃芪七分蜜水炙　川貝母一錢去心　荊芥八分
蘄艾五分　一當歸身一錢半　川羌活五分
兔絲子二錢酒洗　枳殼六分炒　紫厚朴七分姜汁炒
白芍藥一錢二分　甘艸五分　川芎一錢三分
引加生姜三片水煎服預服者空心服
臨產者隨時服產後忌服至囑緊要
共藥分兩要稱準藥品要道地

第一百五方 回生保產良方

此方係通州典中虔合敬送應驗如神由來日久同治八年春承妹倩程國良特來刻板原方見示某親錄之以覩仁人力能合送者

回生方論

柯集菴曰回生丹保產之仙方也前有修合送人者臨產服一丸坦然快便不覺其功但聞製藥齋戒虔心發願普濟然後在一靜室如法遵行吳門馬同學製此丸蒙以十丸見贈余知其丹之妙不知其丹之神也歸即隨便送人癸丑冬一難產者

青囊奇異　系驗重金　吳　成春輯

子死腹中余聞而急檢笥尚有一丸與服之死胎立下母命獲全人咸驚嘆余遂發願修製送人迄今數十年屢試屢驗而艱難諸症之獲救者不下數萬人但不知此方起於何人記云長葛孫奎庵得之異人傳授然製法湯引尚有缺處不若余得者之詳且明也今列於左

錦紋大黃一斤為末

蘇木三兩搥碎用河水五碗煎汁三碗聽用

大黑豆三升水浸取殼用絹袋盛殼同豆煎熟去豆不用將殼晒乾其汁留用

紅花三兩炒黃色入酒四五碗去渣存汁聽用

米醋九斤成者佳將大黄末一斤入净砂鍋下米醋
三斤文火煎之以長木箸不住手攪之成膏再加
醋三斤熬之又加醋三斤次第加畢然後下豆汁
三碗再熬次下蘇木汁次下紅花汁熬成大黄膏
取入瓦盆盛之大黄鍋巴亦鏟下入藥
上白黨二兩　當歸一兩酒洗　川芎一兩酒洗
香附一兩醋炒　元胡索一兩醋炒　蒼朮一兩米汁浸炒
蒲黄一兩隔紙炒　茯苓一兩　桃仁一兩去皮尖
川牛膝五錢酒洗　炙甘草五錢　地榆五錢酒洗
川羌活五錢　化橘紅五錢　白芍五錢酒炒

[illegible]

木瓜三錢　青皮三錢炒　白朮三錢浸洗米汁

烏藥二兩五錢去皮　良姜四錢　木香四錢

乳香二錢　沒藥二錢　益母炒二兩

馬鞭炒五錢　秋葵子三錢　熟地一兩

三稜五錢醋浸紙包煨　五靈脂五錢醋煮化焙干研末　山萸肉五錢酒蒸搗爛入藥

右藥三十味并前黑豆殼共晒乾為末入石臼内
下大黃膏拌勻再下煉蜜一斤共搗千杵取起為
丸每丸重二錢八分陰乾須二十日不可日晒不
可火烘乾後重二錢有零以蠟護之

又回生保產丹

回生丹保產之仙方也乃長葛孫奎泰得之異人異人傳授凡胎產者服之屢試屢驗而艱難諸症之獲救者已數萬人矣茲特虔修㪚送湯引隨症服之開列於後

一臨用參湯服一丸則分娩全不費力如無參則淡炒鹽湯亦可用論曰凡胎已成子食母血月足血成塊謂之兒枕將產兒枕先破血裹孩兒故難產服此逐之敗血須臾自生橫生逆生同治亦有因氣血虛損宜多服人參為引

青囊萃穎　經驗彙錄　保　民春軒

一子死腹中因產母染病所致用車前子一錢煎湯服一丸或二三丸無不下者若因血下太早子死用人參車前湯服如無參用陳酒少許煎車前服亦可

一胎衣不下用炒鹽少許泡湯服一丸二丸即下

一產後血暈用薄荷湯服一丸即醒

以上四條危症乃臨產緊要關頭一時即有名醫措手不及起死回生此丹必須預備

一產後三日血氣未定還走五臟本充於肝血暈起止不得眼見黑花滚水服一丸立愈

一產後虛羸血入心肺熱入於脾胃寒熱似瘧實非瘧也暖水服一丸立愈

一產後敗血走注五臟轉滿四肢留停化為浮腫口渴而四肢覺寒乃血腫非水腫也服此丹愈

一產後敗血流入心竅閉塞失音用菊花三分桔梗三分服此丸立愈

一產未滿月誤食酸寒堅硬之物與血與物相搏流入大腸不得魁化痢膿血用山楂查湯服此一丸立愈

一生產時百節疼（酸原作）痛血入經絡停留久虛脹

青囊萃異　秦駐靈劍　董　成春輯

開張非經症也蘇梗煎湯服此丸愈
一產後月中飲食不得應時兼致怒氣餘血流入
小腸閉塞水道小便澁結溺血似雞肝用木通四
分煎服　又或流入大腸閉却肛門大便澁難有
淤血成塊如雞肝者用陳皮湯服此丸立愈
一產後惡露未淨飲食寒熱不得調和以致崩漏
形如肝色潮熱煩悶背膊拘急用白朮三分廣皮
二分煎湯服此丸愈
一產後敗血入五臟六腑並走肌膚四肢面黃口
乾鼻中流血遍身斑點危症也陳酒化服此丹劑

一產後小便澁大便閉作寒作熱如醉如癡滚水
調服此丸立愈

以上危症皆產後破血為害也故此丹有奇功至
產後一切異症醫人不識人所未經但服此丹無
不立安一丸未應二丸三丸必效無疑胎前常服
此丹壯氣養胎滋陰順產調和臟腑平理陰陽更
為神妙室女經閉月水不調衆疾並效南方近來
等病症最多予甚憫焉故製此丸送人俾四海之
閨中免此難症幸甚矣

青囊萃穎　聖餘堂張　五三　戊春刊

外科專治門

戊戌新

秋 云 吉

行閣署

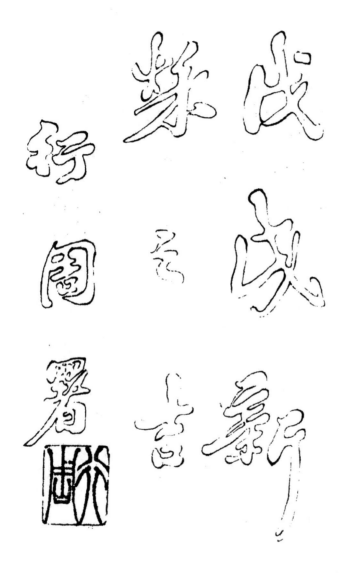

外科專治門

第一百五二方 治對口瘡方 一名烏疽

初起時如以袋米加頭

茄子蒂七分 首烏七分鉄忌鉄

右藥水酒各一碗煎服被蓋出汗即愈

又方

活鯽魚一个 生山藥一段如鯽魚長 白糖二錢

右同搗爛敷上神效 凡瘰癧乳瘡初起加酒糟

同搗爛敷之並治一切白色陰毒初起

第一百五三方 治肺癰神方

將三年陳芥菜滷隨意下服菜內服至半月後必愈

又方

白花百合搗汁日服一碗不拘時七日愈

又方

綠橘葉洗搗絞汁服至吐之吐出膿血必愈

終身忌食白鵞鴨蛋紅蘿蔔

第一百五回方　治附骨疽方

此疽生在大腿無膿無頭無膿者

黄蠟三錢　古錢三分剉末分当作文　油胡桃六個搗爛

右和勻曆衣包好酒送下空心服

第一百五五方 治脫疽方

此疽發於腳趾漸上至膝色黑痛不可忍逐節脫落而死亦有發於手宜急治

用土蜂窠研細末醋調搽應手而愈

第一百五六方 陰疽外敷藥方

艾葉一斤 硫黃五錢 雄黃五錢

右水煎半日搗爛候溫敷上再煮再敷連易十數次常數無間知痛者可生

第一百五七方 拔疔膏方

治一切紅絲蛇頭疔疔毒諸疽毒

乳香去油　沒藥去油　血竭　人言即砒石

兒茶　青黛飛淨　蟾酥　象皮焙各平

麝香六分　冰片四分

右藥共為細末用大棗十枚去核和藥入乳鉢內石槌打極勻丸如芡實大水飛硃砂為衣每用一丸加蜜少許調勻塗於毒頂以綿紙蓋之一宿即消如毒盛未盡明日再塗一次如有寒熱口渴便閉等症內服梅花點舌丹取汁無不立效

第一百八十五方　蔥礬丸

治諸疔毒並乳癰初起一切惡瘡未成者無不效

凡疔皆用鍼刺破用刀劃斷疔頭出盡惡血惟鐮
刀疔忌刺斷形如韭菜長一寸左側如燒烙肉黑
並忌鐵器

明礬三錢　葱白七个

右同搗爛作七餅每餅開水一鍾送下厚蓋被出
汗即愈如無汗再服葱頭湯一鍾必得暢汗惟疔
用開水下餘以熱酒下

第一百九十五方　追疔奪命湯

姚理堂田疔瘡一症正宗論證最詳以五疔分五
色為五臟所發而主方惟一黃連解毒湯平常之

疔未嘗不效獨有一種疔發唇部其唇腫若豬嘴
堅硬無膿唇之內外起細頭黃泡無數身常有熱
神氣不定七八日間七惡疊見而不效者醫家遇
此等疔症若但書黃連解毒湯及犀角地黃湯治
之勢必走黃莫療百不一治心滋戚焉於是廣為
搜討知惟追疔奪命湯暨雄麝湯二方迥異他他
法爰遂遵而用之以治此疔頗著靈效昔云十不
一愈者今可十全七八而猶慮一人所得未由濟
衆爰述方案附刻以傳

蟬蛻四分　青皮七分　澤蘭葉五分

防風八分　黃連一錢　細辛三分
羗活一錢　殭蠶一錢　鮮首烏二錢
草河車一錢　藕節一錢
右藥葱姜以水煎臨卧入酒杯服衣覆取汗如大
便秘結加大黃一錢
第十一方百六雄麝湯方
案見追疔奪命湯下
地丁草根即大薊有開黃花有紫花或用黃花地丁或用紫花地丁洗淨二錢
白芷　牡蠣　牛旁子
金銀花　殭蠶　山梔

青囊[illegible]

荊芥穗　炙甘草　青木香
茜艸根各一錢　核桃仁三錢
右用酒一碗浸片時擂細又加水一碗煎至一碗去渣入雄黃麝香乳香俱另研末各一錢真菉豆粉二錢攪和服如大便秘結其人壯實者加大黃芒硝各二錢

第一百一十六方　治諸疔法

菊花葉搗汁壯者飲一杯弱者半杯又將渣敷疔上
唇疔用大蝦蟆一个取肝一片貼之
耳疔鼻疔用蔡煙或黃煙油薰之

蛇頭疔用小泥鰍一條搗爛敷之
紅絲疔先將疔頭挑碎去惡血用浮萍草搗爛塗
二頭
凡疔瘡努肉凸出者用烏梅肉煅灰摻上即愈
第一百六二方治一切疔毒方
新杉木節屑用鑽子鑽取將頂川桐油調塗
第一百六三方治疔初起方
生山藥同白糖搗爛塗數即愈
一方飲菜油一鍾可無性命之憂
第一百六四方菊花甘草湯方

此治疔仙藥他劑皆不及此

白菊花四兩　甘草四錢

右水煎、速服渣隨即再煎、重者不過二劑即消

第一百六五方　治紅絲疔方

此疔最易走黃犯者用鍼挑斷其絲且拔去髮中紅髮一根將多年屎坑上碎木椽子煅灰研細用餳糖拌塗疔上露出疔頭毒拔出無事若不急治隔日即死

第一百六六方　治翻唇疔毒法

以蚓蟲搗爛塗之頃刻瘡口流出黃水腫消神清次

日即愈

一法如無蚵蟲以五穀蟲一錢、檳末白礬三分蟾酥三分以火酒化烊共調勻塗疔上少刻疔破流出毒水亦效

濟世養生集氏毛氏達可曰余見一少年唇口患疔並連七个頭腫如斗心悶神昏諸醫覆絕適鳳陽女丐臨門乞食蜩病者坐靠堂前女丐覩之謂其家曰此名七星趕月援方急治即全愈余乃記之每用治唇疔多效

凡疔生唇口上即看大腿腕有紫筋起者即用銀

鍼刺出血即瘥

第一百六七方　治臭肉生疔法

爛黄雞糞荔枝肉搗爛塗上即愈

第一百六八方　治指上疔瘡方　俗名天蛇頭

雄黄七分　白芷三分

右藥爲末入豬胆內套指上立愈

第一百六九方　治疔走黄法

患者誤食豬肉走黄難治急搗芭蕉根汁服之立效

第一百七十方　治大麻瘋法

全身腫脹鬚眉俱落兩脚臭爛者

蝦蟆一隻泥裹燒熱去泥乘熱放瓷碗內冲滾黃酒用瓷蓋半時只服酒取汗為度日服一次三日全愈

第一百七一方　又外治法

蘄艾半斤　明礬四兩　楝樹皮　白椿樹皮各等

右煎湯浴數次即愈

第一百七二方　治鵞掌瘋方

雄黃　甲片　五棓去虫各等研細　蘄艾四兩

右藥和蘄艾共放瓦內將火燒烟薰之立軟

第一百七三方　治鶴膝瘋方

青囊益集　乘騏堂鈔　主　成房車

乳香錢半　沒藥錢半　地骨皮五錢

麝香一分　無名異五錢

右藥共為細末車前草搗汁加入煮酒敷患處即

愈

第一百七四方　治新起鶴膝風方

晚蠶沙一斤炒熱細桂枝四兩研末桂葉四兩蒸熟

右用絹包紮一處敷熨患處六七次即愈

第一百七五方　治鏽毬風

五棓子去虫五錢　松蘿茶五錢

共研末調敷

第一百七十六方　蹲鴟丸方

治男婦頭次頷下耳前後連珠瘰串無論潰爛與

否近年者一料愈遠年者二料立愈

又並治喉癬

真香梗芋艿十斤去皮切片炒乾磨末以開水法丸

早晚每服三錢甜酒送下如不食酒米湯亦可

第一百七十七方　治痰栗初起法

用壁虎置瓦上炙乾研末置於膏藥上貼之即愈

第一百七十八方　内消瘰癧應驗方

土貝母　五錢　白芷　五錢

青囊萃頴　頁　經驗良最　宜　戊辰年

右共爲末餹霜調陳酒下三錢重者三服愈

第一百七九方　治瘰癧法

胡桃一枚劈分兩半將一半挖去肉以蟬蛻塞實對合用山泥包好煅存性研細每日服一枚陳酒送下一月立愈

第一百八十方　治瘰癧結核法

九真藤 即何首烏藤 洗淨日日生嚼并取藥搗汁塗之

第一百八一方　治癬藥酒方

專治遠年牛皮蛇皮一切頑癬神效

海風藤　土大黃根　白窠肉各半　白芷
白芨　雄黃各三錢　斑貓七个　梹榔半
鮮金錢松根皮一兩　窠當作菓
右用滴花燒酒半壺浸藥七日後以酒日搽患處
五七次

第一百八二方　治癬方

白芨　木鱉子　土槿皮　白糖
右等分為末醋調敷

第一百八三方　又方

大露蜂窠一个以白礬填孔內火煅候礬烊盡為度

研勻以牙硝水調搽一二次即除根

第一百八四方　治牛皮血癬法

枯礬　水銀各二錢　川椒一錢炒

右用杜大黃根鹽豬油同搗爛敷患處即效

第一百八十四方　治陰癬法

明礬生熟各半　輕粉一千　銀硝三分

右共研將土大黃根搗爛布包蘸藥末擦之

第一百八十五方　治濕腳癬　即腳下水泡痛癢非常者

白蘚皮　硫黃各〤　松香五千

右研末用紙捲好點火薰之

第一百八十六方　治瘡初起法　並治蛇纏瘡

生百合同白糖搗爛塗數即消

第一百八十七方　瘡藥方

冰片　樟腦各七文　綠礬　花椒各一文

右藥用雞子一枚濾去黃存白將藥納殼中同煅成灰瘡溼者乾糝乾者菜油調敷

第一百八十八方　治疥瘡方

白薇三分　明矾五分　白芷　花椒炒

細茶葉各二分　大黃五分　寒水石另研三分　蛇床子三分

雄黃二分　百部二分　樟腦二分另用加入

青囊萃異　[illegible]

右研細末生臘脂油去衣膜和匀搗爛擦之甚效

第一百九十八方　又薰法

紅棗三枚　蘄艾　雄黃　花椒各三分

右共燒鑪內薰焙衣被俟凉冷穿蓋免受火氣甚效

第一百九十九方　治乾疥瘡方

大風子肉揀不壞者四十九粒搗極爛

桃仁去皮四十九粒搗爛

苦杏仁去皮四十九粒搗爛

直長麻黃一兩二錢

右先將麻黄截作寸許用麻線紮好分作二十餘紮用雄豬板油四兩熬好去油筋入麻黄慢火煎至黑色撈去麻黄傾在碗中夏布濾去脚入三仁末攪和冷定過宿去火毒取擦患處神效

第一百九二方 治疥不除根法

雄豬肚一個洗淨裝入囫圇牙皂五錢煮爛去皂食肚一月喫十個瘡永不發如嫌淡難喫蘸花椒鹽食亦可

第一百九三方 治膿窠瘡法

烟膏三錢 蜜陀僧六錢 雄黄二錢 東丹二錢

青囊萃 頁 經驗良□ 堂 □□刊

青囊萃[illegible]　[illegible]壹錢　[illegible]
明礬四錢　銅綠錢四分　樟腦二錢　氷片二分
右藥研極細末香油麻油調塗神效
第一百九四方　治羊鬚瘡方
此瘡生頷下如疥瘡多黄水者
舊棉絮胎少許燒灰麻油調搽即效
一方小紅棗數枚燒灰香油調敷亦效
第一百九五方　治唇口生瘡方
黄脂如蠟者
旋覆花煅存性四錢用真香油調搽即愈

第一百九十五方 治天泡瘡法

蓮蓬殼二枚煆存性研末以井泥調敷立愈

一方小麥一合炒黑研入冰片少許以清茶調搽神效

第一百九十六方 治黃水瘡法

老菱殼燒灰以小磨麻油調搽即愈

第一百九十七方 治大珠瘡法

此瘡其形如珠始於髮中相染不已亦有傷命者

生蘿蔔搗爛將滴醋浸敷神效

第一百九十八方 治臍瘡不乾法

白礬龍骨等分煆研末敷之或當歸焙乾研末敷亦妙

第二百九九方　治手足開裂凍瘡方

松香一兩　黃蠟五錢

右藥將火化和帶熱搽患處立止

第二百一方　治坐板瘡方

松香　宮粉　硫黃　寒水石

右等分用熱猪板油調敷

第二百零二方　治漆咬瘡法

杉木皮煎湯洗之

或蟹殼煎湯洗亦可

第二百零三方治陰瘡方
胡椒三錢　明礬一錢　黃丹七分
右研末蒲醋調做餅置陰上立愈
第二百零四方治腎囊生瘡方
頭髮燒灰　蘇葉焙乾　杉木皮燒灰
右研細末乾摻或清油調如囊爛無皮以蘇葉包之
第二百零五方治婦人陰瘡法
鮮猪肝切成條放香油中微燙過抹樟腦川椒末納
陰中停一時辰引蟲出再換數條即愈
第二百零六方治廣瘡法

乾荷葉濃煎當茶喫六七日可愈

第二百零七方　治油火癩顱方

白蝦三文　白糖二文

搗爛剃頭後塗上癢不可搔三次即愈

第二百零八方　治痄腮脹方

生大黃　及　木香　姜黃　檳榔各三錢

右藥共研末醋蜜調敷中留小孔乾則換敷三次即愈

第二百零九方　治耳膿常流法

大人小兒或耳生疔出毒之後或傷水濕成膿流

出
麥小粉以醋煎滾打如漿糊晚塗於耳前後耳上不
搽以紙裂縫套耳上蓋之次早洗去晚上再塗三
五次愈全愈

第二百零拾方 治耳膿方
臙脂綿五分煨存性　枯礬一錢
右研末糝之　凡耳爛用陳皮燈草燒灰各一錢
氷片一分研勻吹之

第二百拾一方 治耳聤法一名耳菌
頭髮置瓦上燒灰存性每一錢加氷片七厘研勻吹

青囊萃頴　巠僉彙录　定　戊春訂

少許入耳即愈　凡耳內忽大痛不可忍如蟲在內奔走或有血水流出用蚯蚓燒灰存性研細吹入耳即止

第二百十二方　治耳內出血治　并治痘出而即靨者

人牙煅存性出火毒入麝香少許共研吹之

痘出而即靨者酒調服即出

第二百十三方　治耳後銳毒法

大天南星火煅存性醋調塗三次即愈

第二百十四方　光明丹　景岳全書法

治一切風熱上壅兩目赤腫澁痛爛弦風眼及內

外翳障

羊腦蘆甘石先以黄連用量便煮汁候冷將甘石入烊銀罐内煅紅淬七次入汁内許久飛

淨用一兩　硃砂一錢水飛淨乾粉五分

氷片三分　當門子一分　硼砂二錢

右藥用乳鉢研極細收貯爲君　如眼赤腫痛乳

香没藥去油各五分　内外背障加珍珠五分明

礬二分　爛弦風眼加銅緑五分黄丹五分

或以諸藥合好以治諸般眼疾用磁器收貯勿令

泄氣點眼極妙屢用如神

第二百十二方　一抹膏

青囊萃穎　至會賓眼　巳　民春仟

青囊萃異　余集纂錄　李启寿東

治爛弦風眼

原蠶沙瓦上炙乾為末　雄黃少許

右藥研細末麻油調敷神效

第二百十五方　仙傳洗目方

昔有人年九十雙目不明遇仙人傳此方

用桑樹皮晒乾一兩燒灰將水一鍾煎至八分去渣

澄清按期兩洗至一年如童子一樣附洗期於左

正月初八　二月初一　三月初五　四月初十

五月初十　六月初七　七月初七　八月十五

九月初十　十月初五　十一月初十　十二月廿三　閏照前

第二百十七方　治損目破睛法
牛口涎日點二次黑睛破出者亦瘥
第二百十八方　治肝脹法
眼睛垂出至樂鼻色黑痛不可忍或時大便下血
羗活以水煎服数鍾即愈
第二百十九方　治内障法
熟地黄　麥冬　車前子
右藥等分蜜為丸久服自愈
第二百廿九方　治拳毛倒睫法
木鼈子一个去皮為末塞鼻孔左眼塞右右眼塞左

青囊萃頴　至寶良最　卷　眼科

一二夜其瞼即分上下切不可摘去毛摘後重出
毛硬而拳難治

第二百二十一方　治努肉攀睛法

浮萍研細入冰片少許點之神效

第二百廿二方　治鼻衄不止法鼻出血也

茅花如無以根代每一大把以水二碗煎濃汁一碗
分二服飲之即愈

又方　取本人鼻血以紙撚蘸之點眼角內如血從左
鼻孔出者點右眼從鼻孔出者點左眼左右齊出
者兩眼俱點甚妙

一方石榴花瓣塞　或以蘿蔔汁藕汁滴入鼻内
或火煅龍骨吹入俱可
一方井底泥和苔蘚貼顖上立止
一方以大蒜搗塗足心
一方蓮蓬殼煅存性吹鼻
治子癰方
合桃一个破開去肉用全蝎五个放入銅絲扎好炭
火炙之不可過炙研極細末陳酒隨量沖服一二
次即愈
治蛤姆勞法

遠年紅帽纓燒灰陳酒沖服即愈

治流注法

葳靈仙連根擣爛敷患處空頭起泡即挑破擠出白水自愈

血瘋瘡經驗方

血竹 當歸尾 黄柏 大黄 防風各三錢 切片將藥研極細末豬板油半斤以藥末包在板油內再用新黄布卷好用火燒灼自然有油滴出將碗承之放於地上過一宿退火毒將此油搽擦患處不論遠年近來者數次即愈

治男子白淋變成血淋簡易法

陳向日葵梗中白心取出不拘多少同紅棗煎服 自愈 劉蒲樵驗過

青囊萃穎

經驗彙録卷上全

青囊萃頴

洞生僊師宣曉沿濹忌念秘訣

後學贊化氏

劉行周謹署

光緒戊戌年
照保定省城
官藥局刻鈔

洞主僊師白喉治療忌表抉微

耐修子敬録拜序跋加注

光緒戊戌年桂月之穀旦

贊化氏劉行周重鈔

余素未習醫咽喉一症尤屬茫然今年正月余三兒自至戚汪大令處染患白喉延同鄉某甲醫診治據曰此喉痺也切不可破破則不治方用牛蒡桔梗殭蠶杏仁荆芥防風等藥一劑而汗出然鼻塞矣再劑而熱退然音瘂矣又延診之則曰邪退其半矣以前方畧加增減一劑而

青囊萃集　喉症卷　一　[illegible]

白塊自落矣再劑而鼻流鮮衂矣又延診之則曰邪皆外出矣又以原方去荊防杏仁加射干黃芩一劑而喉外暴腫再劑而喉內全爛且頸痰上壅骨節漲滿神志煩悶睡寤恍惚始知藥誤急改延某乙醫來視曰誤服表藥受患過深不可救矣姑以龍虎二仙湯灌之卒無救未幾而汪之女及婢相繼患此鑒於中醫之失不敢服藥令老嫗挖去白塊出涎血升許尋愈幾不解其何理嗣於友人處假得鄭梅澗先生重樓玉鑰一書閱之乃知白喉一症只可滋陰不可

發表甲醫所用之藥全在禁忌之列而鼻塞音瘂與白塊自落鼻孔流紅皆為誤表不治之症惟不可破一語則與甲醫相合更無解於汪氏女婢之因破而愈也方思摘其大要刊布流傳免世滋誤乃未一月而汪君亦病此仍不敢延甲醫亦倩老嫗摳破而病不減另延某丙醫診治其所用藥與重樓玉鑰中所載養陰清肺一方大同小異因未大效又復倍用生地惟尚不免有一二禁藥攙入服更不效病家以為生地之誤又另延一傖醫者全用表散連劑並進而

種種敗象一時俱見知為內陷仍歸咎於養陰亦改延乙醫觀之並未出前方相示乙醫以為症由風邪失未表散亦投蠶蟬蒡勃等藥竟不救余時亦未見傖醫之方近始索觀而知當日但謂病有兩歧藥難一致前所欲摘要刊布者至此遂不敢下筆矣又一月而余妾亦病始則骨節痠痛渾身發熱喉間乾痛而無白點乃立意延乙醫診視以其向治喉症頗能分別透徹必可辨悉病源及診視脈象云是浮緊恐係風邪畧應表散然一劑而音瘂再劑而氣逆似覺不

合適有某丁醫過訪請其覆按瞿然曰此白纏喉也如何可表速服養陰清肺湯方可補救時熱未退尚探視喉間微有白象余以乙丙之言迴然相反茫無辜從乃齋沐設壇敬請

洞主僊師判斷所語悉如丁言並示白喉斷無發表之論命於養陰清肺湯中加蠶食過桑葉孔多者三片青麟丸五分為引一劑之後即照原方不必加引至愈而止當即遵服次日即大即一次色赤黃並發斑疹遍體皆是此種斑疹乃白喉症所恆有係服藥見功浮邪外出乃是吉象切勿誤認尋常斑疹不敢滋陰改服表散以致大誤

此時熱已全退而喉間白塊遍滿矣余恪遵僊諭始終守方五日而瘳長次兩兒次第傳染審其情狀症亦相同深信不疑即以養陰清肺湯投服或便粘痰或發斑疹服三劑而熱清喉間均稍露白點不移時而退盡竟未大發乃堅信養陰忌表四字為治白喉者歷劫不磨之論乙醫為余年交長虛心而善悟見此不覺五體投地爰復迭次虔請遂屬質疑得

頒箴論並命作表以喚迷津前後共三千餘言一片婆心流溢行間字裏自此濟人有術所活奚

止恒河沙數哉
僊師廟在奉天前於戊子歲在奉降壇勸賑凡助賑求方者莫不藥到病除神妙不可思議偶立方論洞徹源流決非凡手所能夢見此論一出歧黃家當可奉為金科玉律不致再入歧途愛敬錄之並將張善吾所著捷要書中語之相合者分於下刊印行世焉

洞主僊師前論　答耐修問

白喉古無此症故少專書世稱難治然非難也未明其理耳人但知肺之灼而不知由於胃之薰人即知

青囊薈萃　咽喉捷徑　曰　君輯

胃之熱而不知由於腸之寒腸寒則下焦凝滯胃氣不能下行而上灼於肺咽喉一綫之地上當其衝終日薰騰無有休息不急治與治之不當則腫且潰潰且閉矣（提要云白喉初起惡寒發熱頭痛背脹遍身骨節疼痛喉內或極痛或微痛或不痛而喉內微硬有隨發而白隨見者有至二三日而白始見者或由白點白條白塊甚至滿喉皆白者所治皆同）治之之法惟有以厚重之藥鎮其上層如以巨甎蓋鼎使燄不上騰復以清涼之藥潤其次層如以濕綿纍瓶使火不內射極盛者再掃除其中宮以抽柴薪閉通其下道以漏炸炭醫者之能事畢矣夫白上至中至下本有可通之路而必閉其旁門反使正塞左

矣邪毒之內蘊火也實煙也尋常表邪輕煙而已此
則如靈雲毒霧蓊蓊鬱鬱一經表散僅能分竄於經
絡之中而不能透出於皮毛之外愈入愈深有入無
出迨自知其誤翻然改計不先追其藥毒而徒盡其
當然無益也解表藥之毒春用蠶食過桑葉孔多者
三斤夏用荷花蒂連鬚者七箇秋用荸薺苗梢背者
九枝各寸許各用生青果核磨汁或打碎五枚不必
拘定四時但有現成鮮者可用帛用之為入養陰清
肺湯中為引一劑後照全方服不加引提要云此有辨症未請矣
服升提開散辛溫之劑視病之輕以生藁豆研細末
重者一茶碗輕者一酒杯冷水調服另煮大米粥一

[illegible]頁　[illegible]前論　[illegible]千

表裏虛實 [illegible]

疏先服粥後服藥則誤服之劑即能解除矣等語如以上四引不現成鼻用此法亦效此症起時發熱者多症之輕者脈不甚洪實初不見白醫者不察往往誤為風邪用表藥而熱退方謂有效也及白點既見而病已增重大半矣提要云白喉初起惡寒發熱乃毒氣初作於內至二三日喉內見白寒熱自除或者不誤悟以為表藥有功而不知不見服表藥其熱亦自退也至改服養陰一二劑而不見速效又復反覆改關一誤再誤病其有不殆者乎故認症既的尤以守方為第一義也提要云如有內熱及發熱照方服去其熱自除鼻白有加仍勿改藥蓋白病不除白何能淨愈發白愈守方久大服之自有效驗切勿求速而表散吾謂風邪之症亦宜清解亦不宜於表散表之過當

不外出而内竄勢易易也且立意不用表藥則中下之醫不能辨症於初起者亦不致大誤而殺人玉鑰書中忌用諸藥出於名醫手定人嫌其選擇之過泥吾猶謂其微引之未全細辛升麻桂枝葉蘇之不可用固不待言即殭蠶蟬退馬勃等品治喉家所奉為至寶者皆殺人之具也各宜守之如儒禁視之如鴆毒庶不誤矣查汪某之病亦是白喉藥不誤於前此之滋陰而誤於後來之散表況黃芩一味涼入細藏猶投炭於冰而嚴塞其口火雖滅而煙留再以厚重之藥並用而鎮之愈塞愈緊非特不能交濟其功抑

青囊萃穎　吳注氏交前論　卜　戌冬平

且相助為虐其毒至死而不能出者職是故也至其女與婢之病亦均纏喉惟係輕者童體氣盛故以挖破而效然非通法不可為訓若以治弱人則頃刻而靡矣汪某之病胡獨不誤於此耶三郎所遇之醫學淺性泥更不足道當其來診之初白塊已遍端但稍經涉獵者即可辨認况行道有年而猶妄用表散一再不已是何故也至三日不而毒竄已深雖有神僊亦不能救甚矣牛蒡射干等藥之為禍烈也耐修經此數端闡吾之言大旨當可明曉其擇近時喉症書之近穩者細觀各方中之用藥刪其應忌之品不可

容留一擘以可用者分為三將猛將次將三表每表分作四層上層為鎮藥如龍膽草石膏生地元參之類次層為潤藥如瓜蔞貝母丹皮天冬之類又次層為消藥如厚樸神麯枳殼麥芽之類下層為導藥如大黃元明粉車前澤瀉之類約藥四五十種按症輕重分別施治亦已足矣其中消導之藥非熱極便結不可輕用但能鎮潤得宜則中下自會通暢不可不知表後列忌用諸添入前人漏列七八種注明害處俾盡人一目瞭然胸有成竹設遇醫者開方觀其所用之藥如有不列於藥隊者以及妄用禁藥者或病

輕而遽用猛將者皆不可服更以服禁藥後所現不
治症象臚列於後庶可觸目驚心也彙成見質於吾
尚有要言

遵定藥將三表係乞乙酉某君釐正
三將之中以正將為定法而以猛將馭其重次
將馭其輕四層之中又以鎮潤為定法而以消
藥去其滯導藥利其行鎮潤之中又以養陰清
肺陽為定法而以他藥濟病之偏頗輔方之不
足藥定主賓因症旋治若網在綱有條不紊至
於禁忌之藥萬不可以一試烏偶雜一二於良

藥之中猶致全美俱壞況專恃之以為定法乎其不現種種敗象而遍悶以斃者鮮矣法戒具備行道者其詳而審焉

白喉正將

此係大中至正之藥極穩極效惟中下層藥非熱甚之症大便閉結者尚須慎用

上層領藥	次層潤藥	中層消藥	下層導藥
大生地	天冬	大木通	郁李仁
元參	當歸	神麯	知母
煅石膏	白芍	焦查肉	土牛膝兜

[illegible]

麥冬　丹皮　陳皮　澤瀉
貝母　砂仁　青鹽丸
薄荷
生甘草

養陰清肺湯

日服二劑重者日服三劑若病勢無增節白
加甚仍照方服始終守定不可移易

大生地壹兩　麥冬陸錢去心　白芍肆錢炒　薄荷貳錢伍分
元參捌錢　丹皮肆錢　貝母肆錢去心　生甘草貳錢

此方乃治白喉之聖藥翼然八柱顛撲不破其中

但有鎮潤而無消導蓋所謂鎮潤得宜下元自會
通暢無所用其消導也分兩悉照原方不可輕重
小兒減半守方服去自然全愈切勿中改
如喉間腫甚者加煅石膏肆錢
大便燥結數日不通者加青寧丸貳錢元明粉
貳錢
胸下脹悶者加神麯貳錢焦查貳錢
小便短赤加大木通壹錢澤瀉貳錢知母貳錢
燥渴者加天冬叁錢馬兜鈴叁錢
面赤身熱或舌苔黃色者加銀花肆錢連翹貳錢

青囊章集　吹元著錄　大　古春輯

白喉猛將

非極重之症以及誤服禁忌之藥漸見敗象者不
可輕用揭而出之所以使人知慎也

上層鎮藥　次層膶藥　中層消藥　下層導藥

龍膽草　瓜蔞　中樸　生大黃

生石膏　生梔仁　枳實　元明粉

犀角　連翹　萊菔子

川黃柏

馬兜鈴

藍草根

神僊活命湯

重者日服三劑俟病稍減仍服養陰清肺湯

龍膽草貳錢　元參捌錢　馬兜鈴叁錢　板藍根叁錢

生石膏伍錢　白芍叁錢　川黃柏壹錢伍分　生甘草壹錢

大生地壹兩　瓜蔞叁錢　生梔子貳錢

凡白喉初起極疼且閉飲水即嗆眼紅聲啞白點立見口出臭氣者方可照此方煎服或已延誤二三日症已危急或誤服表藥現出敗象非輕劑所能挽回者均須此方以洩其毒

如舌有芒刺譫語神昏者加犀角鎊貳錢

青囊萃頁　吳氏　上　千

青囊辛梨　咳痰未清　十　麻煮車

大便閉塞胸下滿悶者加中樸貳錢枳實貳錢

便閉甚者加萊菔子貳錢生大黄貳錢

小便短赤者加知母叁錢澤瀉貳錢車前子叁錢

白喉次將

此表為白喉初起辨别未明及症之輕者與尼風

邪之症者以此等藥清解之切不可發表表則不

可救

上層鎮藥　次層潤藥　中層消藥　下層導藥

次生地　金銀花　小木通　車前子

粉葛根　冬桑葉　枳殼　燈心

藿梗　炒麥芽　蓮子心

枇杷葉　竹葉

紫菀

柿霜

方

除瘟化毒湯

日服一二劑如症加重即服養陰清肺湯

粉葛根貳錢　金銀花貳錢　薄荷伍分　竹葉壹錢

次生地貳錢　冬桑葉貳錢　小木通捌分　生甘草捌分

貝母貳錢去心　枇杷葉錢伍分去毛蜜炙

白喉初起症象輕而白未見即服此方倘一見白

象（白起時甚微須詳細探看但有星星白點即是）即改服養陰清肺湯勿遲誤如不白即服此方均勿發表

如大便閉者加瓜蔞貳錢郁李仁貳錢

胸下脹悶者加炒枳殼錢五分炒麥芽貳錢

小便短赤者加車前子叄錢燈心壹錢

以上三方加味各法均須隨時斟酌若見症不甚重者或於所備二三味中酌加一味或以分兩減輕庶無偏誤

白喉一切禁忌之藥

白喉初起發熱居多往往服此等藥而熱退以為

見效而病已內陷矣可畏哉
麻黃　誤用音啞不可救
紫荊皮　破血不可用
牛蒡子　通十二經不可用
射干　妄用音啞
羌活　過表不可用
防風　不可用
桔梗　肺虛不宜升
前胡　發散不可用
殭蠶　涼散過甚不可用
桑白皮　肺已虛不宜瀉
杏仁　苦降不宜用
山豆根　不可用
天花粉　不宜用
荊芥　不可用
黃芩芩　過涼不可用
柴胡　升散不可用
升麻　升散不可用
蟬退　升散不可用

青囊二頁　吳正史芝

青囊辛集　喉症指微　三　白喉專

桂枝辛散不可用　細辛辛散不可用

蘇葉不可用　馬勃不可用

柴胡以下此次所增玉鑰論中有凡諸喉症四字

可見禁用此等藥不獨白喉也

白喉誤服禁忌諸藥所現各種敗象

白喉症論中但指為真治之症而不知係誤服禁

藥所成

七日滿白不退　服藥大便不通

頷下發腫不消　服藥嘔吐不止

音啞鼻塞　鼻孔流血

喉乾無涎　白塊自落
天庭黑暗　兩目直視
面唇俱青　角弓反張
痰壅氣喘　汗出如漿
藥不能下　肢體神倦

乙醫曰以上各象重者用猛方輕者用正方以期補救惟脾泄之症宜兼顧脾藥須方設

末服藥大便泄用生地五錢麥冬叁錢丹皮錢半元參貳錢半薄荷柒分藿香錢半砂仁貳粒研冲炒麥芽叁錢

服藥腹瀉不止用酒炒生地貳錢麥冬貳錢川貝貳錢白芍貳錢半甘草壹錢藿香錢半砂仁貳粒研冲麥芽貳錢炒

青囊集頁　吳正史笈　十三　戊永甲

洞主仙師後論　答乙醫某生問

白喉初起發熱此時鬱勃之火全集於肺胃二經故脈象未有不浮緊者迨熱退白現而肺虛之本象見於是始有塌陷之形某生所見各症大率在二三日之後故僅知有塌陷而不知其先必從浮緊來也變單蛾症亦屬於裏凡肺之本色上現於喉始有此象豈有皮毛之症而能顯此形色於咽舌之間乎惟肺氣虛損未形故脈象浮緊之日多輕者略用表散尚不至於大誤或症本重或表散過當勢亦至於虛敗而脈塌陷表而愈者其暫表而誤者其常故不如養

陰而兼清解為速效而無弊也證治異同世醫不有言之者乎提要云變單蛾症治之稍緩則氣閉不起宜用生土牛膝兜引熱下行大便閉結不用大黃與白喉症異治同偶不預防轉為白喉為禍甚烈可見此症與白喉同治更不宜於表散也白喉用藥鎮之潤之原欲其入於胃入於腸以暴去路也惟下焦不甚窒塞者既鎮且潤火毒自驟而下行原無所用其消導若火毒蘊結下焦不通其勢不能不宣洩之蓋既鎮之不使上行潤之不使旁達尚不入於胃不入於腸將安歸乎某生所謂恐毒陷胃者尚非探本之言提要云須從上焦引至中焦由中焦引至下焦從大小腸膀胱而出大便瀉泄火毒下行此為吉兆等語即此意也若宜消而不宜消宜導而

[illegible]

而不導或消導而未能得宜既不能上又不能下則惟內陷於胃而已矣耐修子曰白喉用養陰清肺湯而不見速效甚至倍用鎮藥而更不效者此乃熱結中焦火毒不能下達之故並非滋陰之誤其症象必係胸膈脹滿大便閉結此時只宜加入消導之藥一二種使下關通利病即去其大半且加藥分兩無須過重蓋此時領潤之力已足稍開一隙即如建瓴而下勢甚易是若故用表散則如金隄驟壞潰決四溢其勢洶湧不可旋救害更甚於初起時之表散汪病即誤於此至云上熱下寒者宜以熱藥冷服此指真寒假熱而言白喉之症係熱真假寒何所忌於寒涼乎火毒既攻於中上則下元不寒而自寒樸樾查麥固皆帶溫之品輔以清降之藥引使下行本最有益若熱極盛則非硝黃不足通道路猛藥疾馳而

下裏熱以行性不留連腸胃何致受病猶以一甌盛沸湯而置冰塊其中傾入一冷盞內水熱固已大減而以手捉冷盞則反涼爲熱矣此借敵作導之法用其停熱以爲行熱固不害於腸之假寒也惟非極險之症不必輕用此猛藥耳向來治溫症者有涼降與表散白虎乃溫症中最重之一端敵兵已至城下重兵以圍之猶慮不勝尚能以談言微中解其紛乎故諸溫症中尚有參用殭蠶蟬芩桔荊防諸品者若用之強兵壓境如白虎勢直同於玩敵矣有不滋蔓燎原者乎故鎮之者重兵以扼之也潤之者恩言以勸

之也盛德並用敵可解矣而猶未癒則惟有直掃其
老巢仍留其歸路敵自不逞而退矣此百戰百勝之
法也若升提之則火以扇而愈熾表散之則火以分
而愈多即或不然用清涼平淡之品以澆灑之不能
息其燄抑且揚其烽而上下左右莫不受害矣其猶
可蔓除撲滅乎擬表裏通三表之後可各立一方正
將後用養陰清肺陽此方出自大明名醫之手不特
藥味不可移易即分兩亦不可重輕耐修子曰此句須看活假如生地本係一兩如用一兩二錢則統加二成如用捌錢則統減八折是也人體有強弱病有輕重則藥不能無增損但照原配分兩不可偏畸耳五錢原方本僅五分成之一劑其太輕不足馭病茲照單劑方定數

用者如病有偏頗則擇三表中應用之藥加一二味酌之以為引足矣總宜以此方為坐守之老營決無喪師失律之大辱惟誤置禁藥一二於其中則害且變本而加厲懍之慎之某生欲以白芍易桑葉此大不可桑葉固有時可加白芍則萬不宜去夫五臟之密邇肺胃者惟心與脾不有以護之害且立至白芍乃固守心肝之要藥具見立方者之苦心豈宜移動耶猛將後按神仙活命飲湯去其禁藥增猛潤藥以足之次將後按除瘟化毒湯去其禁藥增次潤藥以足之凡鎮藥宜重用潤藥次之消導藥宜輕用猶之軍行

[illegible]頁　吳在夫跋　[illegible]

萬里但有一人一騎以為鄉導足矣多則紀律不整反滋事端三表中則猶將宜輕用正將宜重用次將亦宜輕用蓋正將守其常猶將出其變而次將用於暫也神而明之存乎其人吾言亦盡於此矣此症本不難治治之不善而種種敗象見非此症之本象實投禁藥者有以造成之也與生而致死同一錢幽微氣不能透因而遏斃其心不即死也故死於此症者最慘行醫者當思患病之人或為孝子之父母或為慈親之子女或為待育之壯丁或為守成之家督或為無文之孤兒或為數家之獨子當其病劇呼天籲

地拜佛求神無所不至一經不起合門長幼痛哭失聲肝腸寸斷抱此奇慘而言及醫家猶以本有割股之心相諒置不與爭故醫者雖殺多人終不能自知其失然受害者諒之愈深造孽者積而愈重雖曰無心而謾不經心之罪豈能擢髮數哉若一朝誤治退而深思以期萬一之當則死者雖不能生生者猶可不死乃有始終執拘柤於一偏人命之大懵焉不加察吾不知其本心之仁安在焉自有此論而猶有固執己見視人命如草芥者直是有心殺人陰律有所不貸吾亦末如之何也已矣歐陽公曰求其生而不

得則死者皆無憾焉言治獄也而吾行醫亦然再定
一吹藥方以成全璧

白填鴨散

此方以血肉冲和濟金石寒烈毓養於金水二
令之間虛實皆宜攻補兼顧可救命於奇險時
勿等閒用過

用純公白鴨一隻自霜降日起每日用麩麵和蝸牛
地龍柿霜瓜蔞霜古錢醋煅為末各等分計麩麪七成藥三成
捏成小團卯酉時各填十二箇關閉籠内不使多走
所遺之糞另以一罏收好至小雪日交節之時寧取

喉頸骨連喉管肺管及肺宰時以刀刺腹勿割其喉忌見水置瓦上焙乾為炭存性另以一月內所遺鴨糞用清水漂去其垢澄去其土至淨為度帶水研至極細澄定濾去水亦置瓦上焙乾為炭存性與前炭置一處共研細末加蝎牛焙黃四十九箇用舊州煙斗口門七箇用凸起處一餘勿用圈洗淨烟漬火上微烘二物同研極細再與兩炭合研拌勻磁餅封固置低潮處以去火氣臨用時加入冰片硼砂人指甲煅黃人中白鴨嘴膽礬五種細末各少許頻頻吹之雖已閉之喉猶能開通一錢即以蜜水冲少許服亦良佳真萬金之聖藥八洞之

秘方也

此論專為濟急而設糾謬而設至善後之方用當歸

茯苓玉竹女貞等藥時醫優為之吾可無須饒舌矣

耐修子曰敬讀前後二論知昔人論白喉者以

鄭梅澗先生重樓玉鑰所載最為謹嚴細慎特

寥寥數語未能剖悉源流行醫家每多未見即

見亦習焉不察耳近有專刻其養陰清肺一方

印送者按此施治全活衆多至張善吾白喉捷

要蕭雍白喉證論雖亦主於養陰忌表立論多

中肯綮而所立各方中如殭蠶蟬蛻豆根黄芩

牛蒡馬勃諸禁藥猶未盡去時醫宗之流弊尚不能免此論一出洵如赤日當天無微不照利濟羣生豈淺鮮哉余在奉天隨侍賑壇一載習聞緒論而白喉秘旨及今始聞之若早明此理三兒可不至死然猶幸余妾之轉危為安長次兩兒之獲治即愈也北地此症盛行不救者多大率皆服表藥之誤其得愈者皆守天鑰書中養陰清肺湯方者也如或攙入一二禁藥者雖服此而亦不治今得此論流傳家喻戶曉則此雖危症弗危矣乙醫勇於知過默契慈心丁醫

決於當幾暗合妙旨皆為當時賢者即如甲醫之久執一偏丙醫之未達一間苟見此書必當疾廢然思返油然有進堅持此意立心活人安知不終為僊真所許可哉姑皆隱其姓名云

光緒辛卯五月敬跋

于午香室主人曰白喉一症罕有能言其詳者即時醫中認症無差用藥不誤者亦但能行其當然而不能知其所以然彼妄投表散殺人如草者更不知此症為何物矣此書一出使數十

年之翳障昭若發矇上焉者可臻變化之神下
焉者更不致有歧途之誤即不行醫者按此治
人或以自治亦可十不失一矣此症盛於北數
省有志濟人者能刊印流傳遍及窮鄉僻壤其
活人功德當不在散財施粟下也

壽民曰此後億萬人胸中各有養陰忌表四字
在則患白喉者從可免倉遑無主之虞亦可免
胡亂求醫之誤善哉

乙醫曰其服養陰而未能速效者乃不知加味
與加味不當之故宜細察其症之偏重照方後

青囊萃録　喉症摘備　青　府唐輯

加味法斟酌施治無有不效切勿改圖以致僨事間有服表散而若有效者乃體本壯或症本輕尚未受其大誤非萬之功萬無據其偶然者以為法余服膺

明訓昭此謹守弗失願海內行道者共佩之幸甚

青囊萃録　喉症抉微全

青囊萃績續編

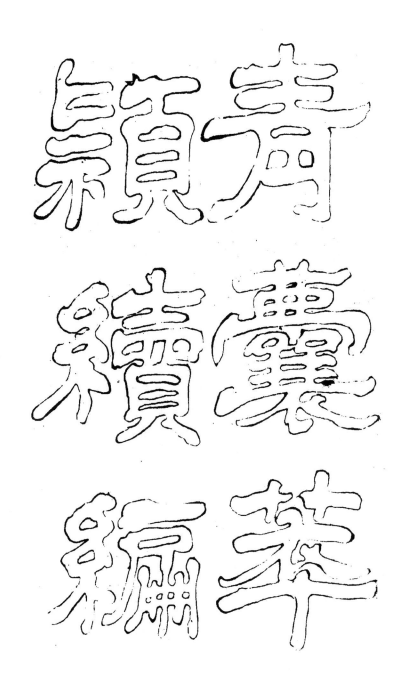

歲次戊戌

巧月署

贊化氏

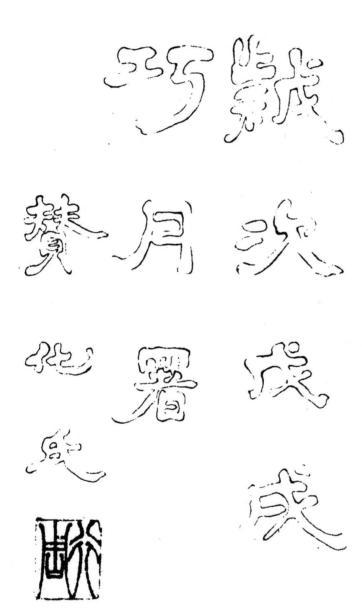

青囊萃穎

重校續編目錄

戒烟良方
安胎萬全神應方
治產後驚風邑法
治產後血暈神法
治崩漏不止及赤白帶下諸法
產後調理方
治肝痿方
吳文江定婦人丸方
治乳懸法
忌疔散

治爛腳散效方
治產後大小便結塞
治下血不止法
治血崩良效方
治臍帶斷三法
補脬飲
治產後子母蟲法
神效保產無憂散
治無乳秘方
治骨疽出骨不止法

青囊並錄　續編目錄　王肯堂輯

藥酒方

延年益壽酒方

治吐血方

治勞傷寒濕浸酒方

治寒濕流經酒方

十製半夏小引

洗眼仙方

不論雲翳昏花風火眼時眼老年虛弱虛眼一切目疾及瞽目連洗三年復明如初洗期不可間斷

皮硝揀淨六錢　桑白皮洗淨二兩生者更佳

入新砂罐內河水煎透傾出溫凉澄清洗之少頃又洗每月只洗一日須自早至晚洗十餘次洗期列後

正月初五日　二月初二日　三月初三日　四月初九日
五月初五日　六月初四日　七月初三日　八月初十日
九月十二日　十月十二日　十一月初四日　十二月初四日

遇閏則照本月之日
以上為光明吉日不可錯過不論何月起至對月
爲一年患輕者已可見效若年老虛眼雲翳瞳昏
必至三十六箇月方能復明如初
遇洗期必須齋戒清心靜養勿動肝氣勿食蒜韭
昏神之物勿犯穢濁從清晨起焚香向東洗之其
效如神助
此方傳之已久人未深信隆乾隆三十年間黃母
唐孺人年四十餘患目疾始則羞明怕日繼則醫
昬瞳小三尺以外不能辨人面貌諸藥無效後依

此方識信洗之漸洗漸愈三年以後果然復明從此永不患目疾今嘉慶四年母年八十餘矣時憲書上糢糊小字尚能視之明了可知此方神效非常情能所測度也後因此方傳治多人有不及覓桑白皮單用皮硝洗者亦能獲效附此以為驗案用告四方　桂林丁園氏敬識

治風火時眼仙授方

白菊花　紫胡　當歸

半夏　防風　荊芥各一錢

白蒺藜　炒梔子各二錢　白芍三錢

甘草　五分

水煎食後服二劑見效

治火眼方

黄連　三分　黄柏　上　白礬　上　銅青　上

以上藥用水煎濃晴天露一宿蘸抹眼梢自愈

又方　兼治婦兒

瓦松　又名瓦葱古屋上所生　擣爛用紙攤放眼胞皮

上如乾則又換貼自愈　又方男女害眼不拘左

右看其眼白略有紅將有糢糊欲害之意速用藍

棉線三寸長將左手中指根搤三道扎好紅氣即

退者不成功

點眼藥方

龍胆草一草於瓦器内煮熬成膏除火氣點目即愈

此草雖平淡而神效有瞖目用此點法能去雲瞖

復明者

治迎風流淚及眼目昏花法

霜後桑葉煎水頻洗自愈

治赤腫眼方

明礬一錢　銅青一錢　黃柏一錢　川連三分

河水煎透用絹濾清露一宿以青紬蘸抹眼梢多

頁　聖餘讀表　巳　氏家刊

扶自愈

治赤紅爛眼弦方

雄猪油煉淨一兩　川椒去目用開口者三錢

入油內熬枯去淨渣以銅綠五錢研細末入油和

成膏睡時敷眼邊周圍次早洗去數次即愈

又方

晚蠶沙入麻油浸透研塗之兩三次效

治目生蘿蔔花方

大蘿蔔一箇留根葉於中間挖空單用雞蛋清共貯

滿一蛋殼安放蘿蔔內仍將外皮補上以竹釘釘

好種原土內待其花開結子後取去蒂清陰乾研細末加煆過盧甘石一錢疑是爐甘石熊胆三分氷片一分五厘研勻和以蜂蜜點眼角一日一次七日見效惟有終身戒食螺螄鱔魚二物

治雞盲眼方

名照月飲大人小兒並治

明雄黃研細水飛候乾每用五厘以活雞剖開取熱肝擂和溫酒調服

又方

石決明洗研末　夜明砂洗研末　雄豬肝刃羊肝更妙

[illegible]

以刀竹刀剖開二片入藥末二錢合攏以線扎緊砂罐內淘米水煮熟臨卧時食之數服即愈

又方

雞肝一个不落水　車前子一錢研末

共搗和飯上蒸熟以夏枯草煎湯送服連服七個即愈

治痘後眼瞖法

凡痘後眼生白瞖諸藥不效者此方治之令患者仰卧用黄鱔魚一条剪去尾約半粒米長使血滴入眼瞖上略閉少頃拭去每日滴三次清晨午晚各

一各輕者三日即愈厚者多滴數日以愈爲度但
必須鱔魚尾血每次換一条用過即放生取彼醫
我勿傷其命愈後戒食鱔魚

治男女痘後或少壯爛眼邊搽效方

鍋子一塊不論新舊將陰陽瓦焙成灰用紙攤放地
上一夜退火氣次日取起研極細末量用真麻油
調敷患處每日量爲換數十日後自愈忌食發物

治麥芒入目疼痛方

煮大麥汁澆之即出自愈

被天絲打入眼内方

[illegible]

塘內鮮蒼朮根挖出將刀刮淨外面浮皮倘右眼受
傷塞右鼻左眼受傷塞左鼻即時消腫止痛

又方

細刮人指甲末和乙口津點入其眼即出不拘三五
日紅腫如桃者俱效

又方

石菖蒲攔搗爛塞鼻左目塞左鼻右目塞右鼻

治一切物眯目方

以手爪搓下頭髮中垢膩點入目內物即出

又方出痘入眼用黑狗耳上血滴入眼瞖上略閉即除

洗眼中外障仙方

雄雞胆三个取雄雞肚內一紅色胆如腰子式非是苦胆也如烏骨雞更妙疑是雞內腎

杏仁七个　砂仁手　烏梅三个　青鹽王

膽礬三丰　川椒三丰　古銅錢一个　新繡花針三只

右藥配好將溫水兩茶杯浸之封好勿走氣七日花針化為度用水洗眼不論遠年近日一切外障俱能消去但須虔誠修合若針有不化不可用

又方

大梅片一分　西月石二分　製甘石五分

硃砂五分　荸薺粉一分

青囊立異　系馬剎劍　方　成君車

眼藥方

玄明粉 下	製甘石 下	原麝 下	蓉粉 下
石決明 下	珍珠 下	煅石蟹 下	大梅片 下
瑪瑙 下	血珀末 下	西廣尖 各下	珠砂 下
熊胆 下	蒺莉 下		

又方

連珠 下	腦砂 朴	血珀 下	原寸 朴
熊胆 卟	大泥 卟	月石 下	石蟹 下
犀牛黄 朴	玄精石 下	製甘石 下	煅石燕 下
金精石 下	銀精石 下	共為細末	

秘傳點眼藥方

治一切眼科皆用點之即效

川連三分　明礬三錢　花椒十八粒　烏梅二錢

青鹽三錢　杏仁二錢　胆礬二錢

取井水並河水名為陰陽水各半用針一支入藥

全浸七日針化為度聽用凡眼病百藥無功此藥

點之神效

松鶴程珍先生眼科至精　生生家藏秘法

白珠屬肺　黑珠屬肝　瞳人屬腎

小大角屬心　上胞屬脾　下胞屬胃

青囊萃穎　聖會賣錄　七　我養軒

金眼所屬圖

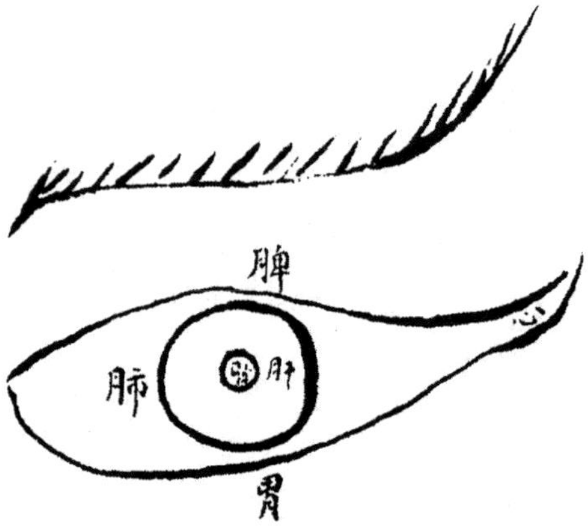

又云眼有五輪瞳人為水輪大小角紅肉為火輪黑珠為木輪白珠為金輪上下眼胞為土輪一云大角屬心小角屬心包絡

第一方

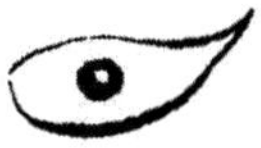

凡眼白珠有紅絲微痛者用清散藥宜荆防湯

荆芥 八分
蔓荆子 八分
青箱子 八分
車前子 一錢
生地 錢半
引姜一斤

防風 八分
赤芍 八分
菊花 一錢
甘草 四分
蟬退 六分

第二方

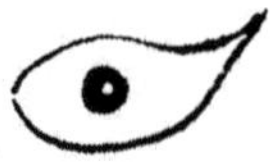

凡眼小角淡紅或赤紅痛者心之虛火也

用養血散火湯

生地錢　丹皮八分　歸身上　青箱子八分

白芍錢　防風不　荊芥錢　車前子八分

川芎八分酒炒　菊花錢　茯苓上　草決明八分

服此紅痛俱愈但看物不明去荊芥防風加沙苑蒺藜各錢　兔絲子錢　熟地王

第三方

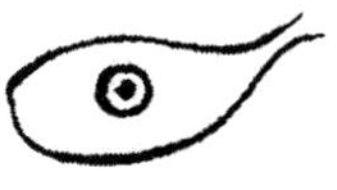

凡眼黑珠四圍紅者肝火也或痛微痛者用瀉肝湯

柴胡 下　川芎 下　防風 下
歸尾 下　荊芥 下　赤芍 下
菊花 下　梔仁 酒炒 下　青皮 下
車前子 下　引姜 一片

痛甚者加黃芩 下
服此痛不减口渴加龍胆草 下

青囊萃頁　垩金賣录　七　戊象年

青囊立效

第四方

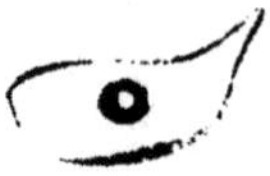

凡眼角大紅腫者心火也

用前方加荊芥湯

黄芩酒炒卜木通卜引加淡竹葉九片

前方瀉肝散治肝熱目赤腫痛一切裏證梔子大黄甘艸加赤芍八分為散每服四五錢水煎服此治肝熱不用赤芍當歸及用梔子清肝則血熱疼痛何能便退詳審不可妄投

第五方

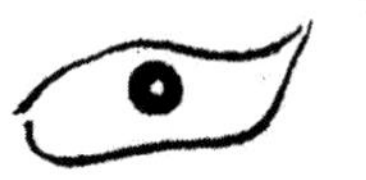

凡眼白珠盡紅(脏)顧盼流淚羞明者火盛也

宜涼血散火湯

生地二錢　丹皮八分　赤芍八分

黃芩八分　防風八分　荊芥八分

歸尾八分　蟬退六分　柴胡八分

車前子一錢　引姜一斤

如論痛者要風或發熱加羌活八分

此四味治白睛赤痛者即可治風輪赤痛(四字疑誤)

青囊萃頁　聖余寶錄　八　戊春阡

青囊真秘　[illegible]　六　[illegible]

第六方

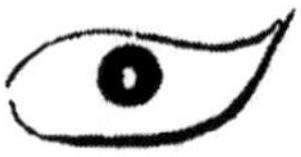

凡眼弦兆痒及爛者
風也內服亙左方祓
散風散點蕤仁膏

防風　六卜　荊芥　不　蕤仁　八卜　刺蒺藜　千
菊花　千　蟬退　不　甘炑　〥卜　穀精草　不（谷作穀）
赤芍　八卜　車前子　王

外用洗藥方

羌活　錢半　防風　錢半　胆矾　〥卜　桑葉　七卜
引姜一片　水煎薰洗

第七方

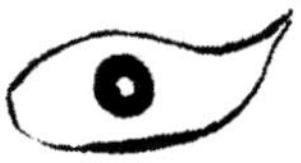

凡眼赤脈一条貫瞳人者心火乘腎也

用加味導赤散

生地錢半　木通八分　甘草四分

歸尾八分　柴胡八分　防風八分

荊芥八分　車前子八分　黃芩八分酒炒

赤芍酒炒八分　引姜一片

痛甚口渴生眵者加川連酒炒八分連翹一錢

青囊萃穎　[illegible]　乙　戊午年

秘囊五集　　[illegible]　　大　[illegible]君輯

雞仁膏

雞仁水浸去皮一兩　研爛用水二碗熬至一酒盃濾

去渣須熬再下研極細胆矾銅綠水　五分晚匀以

鵝毛毯蘸點眼皮上即愈

眼藥方

大濂珠　下　荸薺粉　亍　羚羊角　亍磨　上廣香　下

大梅片　亍　鳳凰衣　卟末　製甘石　亍　原寸香　釐

飛硃砂　下　熊胆　下　西牛角　亍磨屖作屑　海螵蛸　釐

磠砂　下　煅月石　亍　人指甲手研末大拇指　木賊炒

川芎炭　下　右藥共研極細末人乳調點

立止牙痛方

青鹽キ　火硝キ　硼砂キ　樟腦キ

共研細末不論風火蟲牙痛擦上立見效

治蛇咬法

用柜樹嫩枝搗碎服毒上即愈（毒上當作毒出）

毒蛇咬人法

夜壺內尿垢用涎唾研調敷立效

無乳秘方

紫丹參三錢　法半夏二錢　大白芍二錢（桂木中煎水炒）

大麥冬二錢　廣陳皮一錢　白歸身二錢（醋炒）

[illegible]　[illegible]　[illegible]

中生地五錢 砂仁末炙枯　丹皮二錢半 炒　王不留行三錢

七孔猪蹄一只 煎湯代水去油　金橘餅一个

又方

用花椒二文開水一炮夾湯墩透去花椒澄清一茶碗用白沙糖二文服二次

下痢方

焦山查三錢　焦麥芽二錢　焦神曲三錢

萊菔子錢半　罌粟子一錢　檳榔子三錢

治婦人無乳方

半邊蓮研酒服極有乳

走馬牙肝方
黄鱔血塗數次即止
紅絲疔方
五倍子爛糖雞屎研和搽立愈
治各種鼓脹法
輕粉二錢　巴豆四錢去油　生硫黄一錢
共研成餅先以新棉花一斤放臍上次以藥餅當
臍按之外用布捆緊如人行五六里自瀉下俟三
五度除去藥餅以溫粥食之久患者隔日去藥餅
愈後忌飲涼水此方水鼓如神其餘鼓脹功力稍緩

又方　凡水鼓脹氣脹多食水野鴨最妙

又方　取蓋屋稻草煎湯傾入盆內先坐盆上薰之
待湯溫方洗其腹腸鳴小便隨下黃水薰洗數次
永不再發

退管方
黃蚓條所結之子取炙燥為末每服五錢黑糖拌空
心陳酒送服專治痔漏之管服至管自退出方止

治白濁法
以雞子一个用大黃一塊塞空頭處飯鍋上蒸熟服
之未止另以潼沙苑煎服

又方　雲茯苓三錢　五棓子三錢

疔走黄治法

疔毒發腫神昏謂走黄如在將昏之間急取回疔散二錢白湯送服少刻大痛痛則許救毒化黄化痛止命活矣

回疔散方

土蜂窠有子者壹兩蛇蜕一条泥裹火煨存性為末研和聽用

推車散

推車蟲即蜣螂炙研細末每用一錢入乾薑末五分

青囊立鼎　余真余全　主　后君卑

研極細專治多骨用吹孔内内有骨次日不痛自
出吹過週時無骨出則知内無多骨也

蓮心一兩煨爛硃砂一分拌蓮心食之

又方

小兒浮腫方

今覓黄皮柑子一枚同酒釀二斤煎至將乾去柑内
核取柑連酒釀食二次全愈

疳症奇效法

狗屎中尋出未化白骨煅存性研細末少加氷片治
小兒一切疳症奇效

立馬回疔丹

治疔瘡初起用銀針刺後又或惧灸失治以致瘡毒走散不住乃疔走黄險惡症也用此插之

蟾酥一錢　蜈蚣火炙一条　金頂砒五分

雄黄二錢　硇砂一錢　輕粉一錢

白丁香一錢　硃砂二錢　乳香六分

麝香一字

共為細末糊成麥子大為丸凡遇疔瘡銀針刺破用此丸一粒插入孔內用膏藥蓋之候提出血為效提出作追出

青囊[illegible]集　[illegible]　王[illegible]輯

疔瘡復生湯

治疔瘡走黄頭發腫毒氣内攻煩悶欲死者服之

可冀復生故名疔瘡復生湯

牡蠣一錢　山梔一錢　没藥六分

乳香六分　地骨皮二錢　連翹一錢

花粉一錢　銀花錢半　黄芩二錢

角刺錢半　木通錢半　牛蒡子錢半

不相饒此三字不知何說諒衍

又方　鉛兩先鎔化和製　水銀兩　輕粉兩　黄丹兩　銀硃兩

明雄黄兩　百草霜一兩　原寸　冰片各少許

治麻治法

麻之為症與傷寒相似宜辛凉發散用防風　前胡　荆芥　乾葛　羌活　薄荷升麻以散之　枳殼運以下之　山查行痰　木通劑去邪熱　連翹赤芍清凉滑血此初一劑若標盡出透至腳為齊然以重而多為妙若一二劑發不出加麻黃以發之如發狂加酒芩如熱甚未出加酒連發散藥要重而寒藥稍輕若重寒凉恐閉而不出若不用寒凉恐重而過燥故出後鼻疏養以托之使風熱不傷其陰也故用花粉　元參　丹皮　骨皮　生地

青囊萃穎　經驗實錄　占　戊春秤

麥冬　知母若辛熱藥不可輕用如木香　蒼朮
陳皮　姜　桂之類最殺人不用刀矣然麻不可
没快没早早則恐毒入内而生發熱喘痢咳嗽等
症變壞而死不可枚舉宜慎之麻後藥宜養陰清
熱苦寒不可過多養陰藥用甘寒如生地　元參
知母　丹皮　骨皮　白芍　花粉　麥冬
喘咳用桑皮　杏仁　枇杷葉去毛蜜炙
痢用生地　丹皮　桃仁　元參　麥冬以養陰
山查　麥芽運氣消積　杏仁利氣潤腸
發熱此陰虚生内熱宜生地　白芍酒炒　丹皮

丹皮　玄參　麥冬之類　麻症用藥非可妄投

治麻疹初用平正方

防風　乾葛　荆芥穗　牛蒡子

桔梗　前胡　杏仁　桑白皮

枳殼　山查　甘草　葱

以上藥味乃平常必用之劑　如有熱無汗加紫蘇

如發熱口加赤芍麥冬花粉　如大熱煩燥口渴

咳嗽氣粗加石膏知母赤芍　如大熱且瀉不止

不見麻出皮外者只宜用升麻柴胡蟬退以升提

表托為主　如大熱煩躁便秘肚痛者可用大黃

解利之　如燥煩面色青淡而不紅活者此風寒閉也可加酒蜜炒麻黃以發汗

千金散

治一切痰喘急慢二驚雖至死但能開口灌下者無不生也

黃連外　姜蠶　全蝎炙熟各二下　硃砂外
牛黃不厘　天麻外　甘草下　胆星下

右為末每次用五七厘薄荷燈心同金銀花煎湯下

治小兒肺氣喘閉方

野牡丹一握　此草多生橋石縫中　煎湯服

治小兒肺喘驚方

葶藶錢半　炙姜蚕一丰（原作出）　茯苓一丰　蘇梗一丰
焦白朮錢半　半夏錢半　鬱金一丰（原作玉）　川貝母上
桔梗上　橘紅八分　杏仁泥三丰　炙术八分
荷梗一尺　鉛錢一百丁炒紅煎湯代水用

治小兒龜胷龜背法

以龜尿摩之 取龜尿以鏡照龜見其影則尿出 或以猪毛撬其鼻孔亦尿出

治小兒夜啼法

黑牽牛末一錢 水調敷臍上即止

又燈花七粒 研塡臍中太乙膏蓋之神效

青囊[illegible]集　[illegible]　[illegible]

寶花散方　此丹奇異非常

馬濟良先生傳治一切痧症仙丹

鬱金一錢　細辛三錢　降香三錢　荊芥四錢

共研細末每服四五分冷茶調即瘥

千金散

治小兒重舌

黃柏二錢研細末浸竹瀝塗之甚妙

慢驚方

原寸五厘即麝香　紅大泥三厘　川連一分

月石五厘　冰片五厘　用法載後

附驚方

杏仁七粒　桃仁七粒　山梔七粒　萆蔴子七粒去殼

蔥頭七个　飛麪二文　青蛋白酌放

共研細末扎在手足心男左女右一週時即愈矣

治咽喉紅腫難進飲食法

或牙關緊閉右咽赤腫誤服糖勢將轉癧

大力子三錢研　丹皮二錢　杏仁三錢　枳殼三錢炒

射干一錢　姜蠶三錢炙　大貝三錢去心　桔梗一錢

馬勃一錢　蟬衣一錢　荆芥穗三錢　山豆根一錢

茅根五錢　水煎服

立效方

治走馬牙疳

青黛錢　黄柏錢　枯礬錢　五棓子錢

共研細末　先用米泔水嗽口再將藥末摻於患處無論大人小兒牙疳牙齦臭爛若侵蝕唇鼻先用甘草湯洗皮令血出再塗前藥罔不立效

立止水瀉法

真秦艽双　車前子錢半　水煎服立止

治久痢不止法

臭椿樹皮錢半　酒二碗煎服立愈

治走馬牙疳法
用生香附　生半夏　等分為末雞子白調作如餅
狀貼湧泉穴男左女右一周時愈

治小兒螳螂子法
如小兒口内生表塊不能食乳俗名螳螂子用生地
酒浸搗爛塗腮男左女右效

治瘰塊方
莪朮 原本作䳘 南星 二味用醋磨塗塊上
功勞子 三斤　元棗 五斤
每日二味煨透早晨當點心吃一百日全愈

青囊[illegible]頁　至驗續錄　史氏素軒

治目疾方

風感上焦左目害痛紅赤或腫宜逐風調血治之

羌活錢半　炙桑葉錢　荊芥錢　丹皮錢半

蔓荊子錢　蒺藜錢　防風錢　川芎錢

赤芍錢　淨蟬衣八分　炙朴半　細生地三錢

荷葉半　老薑二片

馬濟良先生傳治黃疸神效秘方

用螺螄二十一枚生白酒一碗同煮飲下卽睡片時

凡一切鹽物必須忌食百日卽受濕熱深者服至

十餘日無不獲效應法而愈百試百驗

喉證方

蘇子　前胡　赤芍各手 疑手　甘艸、

桔梗各手　元參　連翹　浙貝各錢半

治風火喉閉鎖喉風

實火喉證用

川連手　桔梗　牛蒡　赤芍

荊芥各錢半　連翹　黃芩　花粉

射干各錢半　防風手

又連翹　黃芩　防風　荊芥　射干各手

又治一切喉痺及咽痛　白殭蠶三手水煎服下咽即效

青囊萃穎　堅金貴录　乙　氏長年

青囊立集　緑野鈔錄　井居君輯

又急喉蛾救方

指甲在上焙炭為末吹之即效　炙姜蚕末亦可

又無論雙單蛾及一切喉毒燈草煨灰吹入喉神效

又喉中結塊不通水食危急欲死用百草霜研細吹之效　即鍋底煤鄉村人家燒雜草者為真

治心胃痛方

佩蘭錢半　畢陳茄錢半　小茴香錢半　石當川王

治急救喉風法

墻上壁蟢窠數个在上炙燥研細末吹入喉中血散痰消立愈

戒烟方

潞黨參 王　使君肉 手　枸脊 王　川斷 王
茯苓 手　鶴虱 手　金銀花 上　杜仲 王
懷牛膝 手　甘草 王　叭杏仁 手　栗殼 王
廣鬱金 王　龍骨 手研　牡蠣 手研　加鹽炙製
姜汁炙製　烟灰 王　生姜一大片
用河水弍大碗煎至大碗分為五六天吃

又方

風茄花 三梁　潞黨參 王　龍骨 手原本上有水字　使君子 手
大風子 手　苦參子 王　苦甘草 王

青囊萃穎　亞盦讀錄　戊辰午

青囊藥集　[illegible]　[illegible]

治爛脚方

氷片 少許 廿五文　白占 十四文　東丹 十文　銅碌 二文

熟石膏 一文　用板猪油煉好聽用

又方

海螵蛸 半下　珠粉 三厘　血竭 半下　生礬 酌用

蘆甘石 半下　氷片 下　龍骨 半下　輕粉 半下

硃砂 三下　白占 酌用　黄占 酌用　樟腦 半下

銅录 研細末 酌用

又方　犀黄 三分 各　廣尖 亍文　花龍骨 十文　蘆甘石 十文

大梅片 四子文　輕粉 五文　三仙丹 卅文　各合好聽用

安胎萬全神應方

治胎孕三月前後或經惱怒或經蹶跌以致胎傷腹痛腰痛一服即安數服則萬全矣

當歸 王 白朮 王 土炒 条芩 王 川芎 不

白芍 卞 酒炒 白茯苓 卞 炙黄芪 卞 杜仲 卞 鹽水炒

熟地 乂卞 姜汁炒 阿膠珠 七厘 蛤粉炒 甘草 二卞

如胸前作脹加紫蘇陳皮

如下帶赤白加地榆 王 蘄艾 卞

見血加續斷 王 糯米 百粒

水煎空心溫服

青囊萃頁　醫驗賣錄　三　戊家千

治產後五七日大小便結塞切不可妄服藥餌用惟
大麥芽微炒研末每用三錢白湯調服與粥間服
自通　傅青主女科云麥芽能塞乳用當斟酌
治產後驚風法
黑大豆一碗炒焦黄酒煎數滾飲即愈
治下血不止法
百炊霜三錢碾細末黄酒冲服
治產後血暈法
五靈脂半生半炒研末白湯調下灌之入喉即活
又
生夏研末以少許吹入鼻中自醒

治血崩方

百艸霜三錢　陳京墨磨濃汁一酒杯

桃枝嫩杪三个　楊柳嫩杪三个冬月則用嫩枝

搗爛用沙糖煎化調服立止

又海螵蛸去甲研末三錢　生地一兩　煎湯調服

治崩漏不止及赤白帶下法

烏梅七个連核燒灰存性研末白湯調服止後再用

蓮子燒灰存性香附炒研等分為末每用二錢淡

醋湯調服

又赤白帶下用海螵蛸水煎濃汁服效

青囊立效　秦昌遇　王日春輯

又方治赤白帶年久不止者

貫衆一个全用刷净毛切塊好醋蘸濕慢火炙熟研

末每服二錢空心米湯調服效

治白帶法

馬齒莧搗汁一鍾雞蛋清調勻燙温服再服愈

治月經久閉逆從口鼻出法名倒穿經

先以好京墨磨濃汁一盞服之其血立止次用當歸

尾紅花各三錢水一鍾半煎八分服

治臍帶斷法

胡葱一斤燒湯貯净器內令婦坐上薰之即下

又臍帶斷胞衣縮上血暈此方可救
馬料豆半升炒温　好醋四兩沖吃胞衣即下血不暈

產後調理方

此方今日產次日可煎服

益母草三錢　小撫芎八分　黑山梔五分　歸尾五分
山查炭三錢　荊芥穗一錢　紫丹參一錢　鮮紅花五分
炮姜炭五分　蘇木一錢　澤蘭三錢　延胡索四分

又產後十餘天可服此方　鳳陽縣署刻版佈送者

炒荊芥錢半　玄明粉錢半　冬葵子三錢　紫丹參三錢
當歸身二錢　炮姜炭三分　益母炒五錢　東查炭三錢

青囊萃頁　經驗廣集　言　長春軒

青囊其旱　　各具各錢　　三　居者事

延胡 三錢　川芎 一錢　紅花 一錢　澤蘭 三錢

濃煎溫服

補脬飲　傅青主女科以白芨為君

治婦人臨產損破脬胞小便不禁

黄絲絹天生黄者三尺用炭灰淋汁煮爛以清水漂極淨

黄蠟 五錢　馬勃 二錢　白芨 一兩

茆根 二錢　水兩盞煎至一盞空心服須斂氣

不可作聲否則無效

治肝痿方

產戶忽垂一物如帕有尖約重斤許名為肝痿蓋

肝之脂膜也傅山先生云此因産前勞役過傷又觸動性怒以致肝不藏血血亡過多之故

黄耆卜　白朮卜　潞党王　當歸王　升麻卜

急用水煎服三帖而愈

産後忽生蟲一對寸許置地能行以後月生一對用苦參米泔浸一宿蒸熟晒乾再加入去蟲藥研末為丸服之後生一對帛埋土中下月發覘暴大如拳名子母蟲從此絶根矣（愚按此蟲因惡未淨為怪風所襲正氣弱而不）能行惡露惡血怪風相合氤氳而成夫說文云凡蟲皆从風生蓋風字从虫故也愈後尤宜慎起居庶幾正氣來復永絶後患否則烏能芟其本根哉

青囊萃穎　頁　經驗實録　齋　戈壽軒

青囊集

吳文江先生定婦人丸方

西洋參生　細生地叐　真玉竹叏蜜炙　酒炒歸身叐

揀麥冬叐去心　川斷肉叐肉作續　製首烏双　金毛脊叐去毛打損

大生地双砂仁末拌　淮山藥叐　甘枸杞叐　紫丹參叐

白茯苓叐　延胡索双　炙甘草三分　玫瑰花卅朵

地骨皮双　南沙參叐姜汁拌　赤芍双　胡桃肉叏

元武版叐打損　真阿膠糯粉拌炒　白芍双　地骨皮叏煎湯

元棗肉叏　藕節三十枚煎湯

右藥共為細末將棗肉杵爛和藥末即將方中骨皮藕節煎湯泛丸每晨米飲送下五錢

神效保產無憂散

此方山陰胡公家傳能安胎催生伊府婦人無不謹服杜產厄小產之患數十代從未有遭難症焉凡婦懷孕後不必問日月設或偶傷胎氣或腰酸腹痛一服即安若見紅勢欲小產者兩服即愈至十月滿足臨盆艱危者速煎服即下倘遇產理不順討鹽踏花生蓮甚至六七日不下問死腹中母命在須臾者濃煎服之死胎即下產母可保也總之預防之法婦人懷孕至七个月宜七日服一劑八月服二劑九月十月均服三劑若臨盆時再

青囊全集　岳驗秘錄　　壹　石香軒

服一劑諸事平安矣　愚見之不勝甚躍但恐難味

分兩倘爾遺忘特編歌訣以作口道頭俚語可省

記憶至貽笑大方亦所不辭矣

謌曰

安胎芥八六枳殼　芎歸錢五七艾朴

羌朴生芪各五分　貝羌一錢錢二芎

又炮製引加歌

川貝去心研末冲　姜炒紫朴水二鍾

兔絲揀淨枳殼炒　芪生羌活拌川芎

當歸白芍酒洗製　芥穗醋艾炒和中

生姜二片將作引　虛加人參服有功

此方藥味必須如法炮製分兩務期準戥若攤息
疎忽任情加減服之不驗反怪湯藥不靈誤人
矣
荊芥穗八分　炒枳殼六分　川芎一錢五分
羌活五分　生箭芪五分　川貝母一錢去心研末沖服
紫厚朴七分姜炒　兔絲子一錢揀淨酒泡　當歸一錢五分酒洗
蘄艾七分醋炒　酒白芍一錢二分　甘炒五分
生姜三片水二鍾煎八分溫服虛極者加人參
婦人有娠不論病之有無覺得胎後至二三月即
月服三兩劑若動胎小產臨盆服之患絕意外也

產後兩乳忽長細如腸垂過小腹痛不可忍名曰乳
懸將川芎當歸各一斤以一半剉散入瓦器內用
水濃煎頻頻飲之其一半切塊於房內燒煙令婦
口鼻吸之或未愈再製一料更以萆麻肉一粒碎
碎塗其頂心俟愈急洗去

治無乳秘方

絲瓜絡錢　川通草半　南花粉錢
連翹錢半　當歸錢半　嫩綿芪三錢
生升麻半　柴胡八分　白芷錢
王不留行三錢　青皮錢　生麥芽三錢炒半

忌疔散 又名紅藥 惟疔瘡大忌用之

治對口發背諸癰腫毒應消如神

蘆甘石 三兩 羊肝色者佳 煉淬九次

五棓子 一兩五錢　明雄黃 三兩

輕粉 一兩五錢　炙山甲 一兩五錢

兒茶 一兩五錢　乳香 去油 一兩五錢

沒藥 去油 一兩五錢　全蝎 尾足另炙廿条

大蜈蚣 足另炙不可焦 廿条

右藥共研細末每暈藥末一兩配原寸下上氷片下

凡魚口便毒乳巖乳癰諸大症俱可治惟疔勿治

青囊萃頴　經驗續録　錢峯軒

青囊立異　系愚齋錄　章石君輯

切記

乳毒初起時白瘇者為嚴紅瘇者為癰是治但初起不論紅白瘇者急以百合研如泥敷之可消如不消再用此藥或已潰勢必開刀按明軟處下刀淺深酌中先用升葯二厘金陀僧作上患処後歇盞茶時動手不可與病人說明恐其生畏氣却不易收功也

諸症紅者屬陽白者屬陰用之能轉陰為陽提深出淺變重就輕化陰為夷洵外科諸大症之靈丹紅藥之所以為紅散而疗所忌者非一言可闡述

治骨疽出骨不止法

烏雌雞一隻去肉取生骨燒炭再取三家所用瓢單
及砧木上刮下之垢屑一兩俱煨灰存性共研細
末納入瘡口其中碎骨即盡出而愈矣

又密陀僧研末桐油調稠攤布貼之效

又蜣螂七枚同熱大麥搗敷亦效

治膝上生癰法 名牛頭癰

連鬚葱頭切碎用糯米飯乘熱拌匀敷患處妙重者
五六次即消

治對口疽用磨坊陳犁索炙灰存性為末和麪敷妙

青囊萃頁　經驗實录　民　戊辰年

治皮濕出水法

蛇床子　蒼耳子　土槿皮　樟腦

腰黃　共研細末摻出水處又熟石膏粉收水

治瘡疥方

硫黃五文 開水泡　樟腦五文　雄黃五文　水銀廿文 煉死

蔴油香油調搽之

又若膿水出者以硫黃研細末乾摻之

又西黃廿五文　雄黃七文　樟腦七文　茱萸子十二粒

花椒七粒　明礬四文　麻油二兩　雞蛋二个

將藥與油熬透先吃雞蛋後以藥油搽瘡上妙

治腿癰方

歸尾三錢　淨銀花二錢　花粉錢半　象貝三錢
甘草節一錢　紅花五　牛膝二錢　生地三錢
防風錢半　赤芍三錢　桔梗五錢

治楊梅瘡敷藥方

人指甲　頭髮各等分　在上炙存性研細末每一
兩加元寸香一錢　再研和日數

治魚骨哽欲死者

白鳳仙子研水一大鍾以竹筒灌入咽其物即軟不
可着手或為末吹之亦可

青囊萃頁　堅人愈賣录　三　戌永年

青囊集錦　…　著　同肩卓

酒煮藥方　可治一切瘋濕等症

全當歸二兩　秦艽一兩半　敗龜版一兩　木瓜一兩

大熟地一兩　萆薢兩半　厚杜仲兩　鱉甲兩

五加皮兩半　續斷兩半　川牛膝兩　防已兩

枸杞子兩　羌活兩半　虎脛骨兩　苡仁一兩

上桂心五錢　豨薟艸兩半

紅棗肉一兩　桂元肉兩半　胡桃肉兩半

右各藥先酌用燒酒拌濕伏一時再用罈裝好陳酒灌滿約十餘斤用布扎口麪糊密封大鍋夾湯煮三時為度必須桑柴火最妙取出去火毒日飲

庚辰年錄何先生開酒藥方

客秋經過之後衛虛營弱納少氣喘骨節疼痛皆由舊勞積傷宜氣血並補交通營衛灌以酒醴法

潞党參兩　炙黄耆兩　小川芎兩　大熟地兩切
製香附兩　川桂枝半　赤芍藥兩半　左秦艽兩
製蒼朮兩半　金當歸兩半　金狗脊兩　川續斷兩
羌獨活各半　川懷膝各半　豬赤苓各兩　宣木瓜半
揀砂仁半　甜陳皮半　炙甘草半　鮮紅花半
另加大紅棗四十枚　龜鹿膠各兩
桑椹酌用

先將各飲斤用燒酒二斤拌透再用陳酒拾觔浸
東膠桑椹投之扎好夾湯煮滾過火氣早晚溫服

又浸酒方

專治痛瘋

風茄花十四朵　紫丹參〤　連翹殼丕
全當歸丕　香　香獨活丕　製川草烏各丕
粉丹皮丕　鮮紅花丕　烏稍蛇〤
川斷丕　新会皮丕　黃柏丕

引生姜十二片

陳酒六斤浸飲隨量

順天電傳跌打損傷末藥方

當歸身 廿　真珠 三錢 另　真西黄 一分 另　真人參 五錢 另

地鱉蟲 又　自然銅 又五 製衣研如飛麵　安南桂 三錢 另　製香附 又

真川朴 又半　蘇根 又　半兩錢 五錢 醋製研極細　棉黄芪 又五 另

骨碎補 又半　當門子 三錢 另　川烏 各又五　漂辰砂 五錢 另

川湘軍 又　真血竭 又 另　白附子 又　漂腰黄 五錢 另

全蝎 又　破故紙 又　赤芍藥 又半　廣皮 又

桃仁 又半　補骨脂 又　百草霜 又　川山甲 又

巴豆霜 又　製首烏 又　真金箔 卅張 另　台烏藥 又五

琥珀 三錢 另　乳没藥 各又半 去油　結子花 又 另　白芍藥 又五

青囊集 頁　醫余齋 录　卷之二 千

青囊立效……三……

川續斷二錢　原生地二錢　廣木香二錢另　千金霜二錢

淮山藥二錢　五靈脂二錢半漂去沙　五加皮二錢半　另貯共十二味不使泄氣

右藥共研細末凡遇有另字者宜別研臨服酌加

跌打損傷敷藥方

白芥子一錢　生山梔一錢　蘿蔔子一錢　韭菜子一錢

沒藥一錢　黃柏一錢　細辛一錢　乳香一錢

共研細末雞蛋白調敷用蜜亦可

治傷末藥方

韭菜子一錢　白芷一錢　桃仁一錢

白芥子一錢　生山梔二錢去殼　杏仁一錢

治傷切脉方

損傷右膝漫腫痠痛伸屈不舒脉弦宜活血舒筋

生桃仁 一錢 去皮尖　廣木香 一錢　乳沒藥 各一錢

人參三七 半　川牛膝 一錢　延胡索 二錢

炒枳殼 一錢半　川續斷 二錢　當歸尾 二錢

川桂枝 一錢　厚杜仲 二錢　杜紅花 一錢

紫蘇梗 一錢　生苡米 五錢

勝金散

人參三七磨粉米醋調塗患處腫消痛止

刀斧傷潰者乾摻立愈

青囊立案　秦馬伯序　言居君輯

治跌打骨斷方

綠礬乙斤煎湯粗紙浸透裹傷處手執燈芯燃火不住紙上炙透溫即易去火熄換燃再炙二者相濟見效必速斷骨處用竹片綁紮牢固七日全愈矣

治手足骨骱疼痛法

熟地四兩擣爛浸入滴花燒酒二斤隔湯頓熱以竹筋攪勻候冷隨量日飲即將所浸熟地過酒不日自愈矣

傷科或用觀音粉丹皮可敷

附拘云肺為涕肝為淚心為汗脾為涎腎為唾此之謂五液

少林教師方

崗治跌打損傷未破口者功能散瘀活血若已氣絕打去一門牙灌之入肚無有不活

當歸五錢　澤瀉五錢　紅花三錢

桃仁三錢　丹皮三錢　好蘇木三錢

用水酒各一碗煎服　頭傷加藁本一錢

手傷加桂枝一錢　腰傷加杜仲一錢

脇傷加白芥子一錢　腳傷加牛膝一錢

奪命丹　各藥共研極細末陳酒下三錢崗治損傷

硃砂一錢　當歸身三錢　赤芍藥三錢

青囊草果

元胡索 三錢
五靈脂 錢半
月石 一錢
蓬朮 二錢
台烏藥 一錢
真条芰 一錢
焦枳實 二錢
川貝母 三錢
白前胡 二錢
製香附 錢半

毛縣年金

劉寄奴 三錢
真胎骨 二錢
五茄皮 三錢
川桂枝 白芷 各一錢
川羌活 錢半
煨葛根 錢半
地鱉虫 三錢
桃仁 一錢
炒蒲黄 三錢
原寸 三厘另研

三 白虎丰

京山稜 二錢
小青皮 錢半
真土狗 二錢
廣木香 陳皮 各錢半
韭菜子 三錢
厚杜仲 三錢
左秦艽 錢半
補骨脂 三錢
自然銅 錢半 製
蘇木 二錢

藥酒方

常治跌打損傷　陳酒陸觔煮透日飲一盏

落得打三錢
自然銅錢製
五加皮兩
小撫芎錢
廣陳皮錢
川牛膝錢
紅花五錢

骨碎補兩
虎脛骨兩
杭白芍錢
製香附兩
牡丹皮
萸肉錢
白茯苓兩
紅棗斤

大熟地二兩
全當歸兩
厚杜仲錢
嫩桂枝兩
潞党參錢
枸杞兩
焦朮
桃肉二兩

青囊奇集　秘驗秘錄　言　古杏軒

鄉耆傳延年益壽酒煮方

大熟地 叐　雲茯苓 叐　菟絲餅 叐　大棉芪 及半

金毛脊 叐　全當歸 叐　川續斷 叐　懷牛膝 及半

廣陳皮 及半　杜紅花 半　破故紙 叐　潞黨參 及半

厚杜仲 半　左秦艽 叐　紅棗 刄　杏肉 叐

治吐血方

全當歸 主　桔梗 主　紅花 下　潞當參 主

赤芍 王　續斷 王　側柏葉 主　杏仁 千

川芎 个　佛手 王　不陳藕節 二枚　白茅根 半

又茅簪花、大麥冬、雞腔根炑三味共煎湯服效（腔當作頸）

治寒濕勞傷浸酒方

川羌活 三錢　破故紙 五錢　大生地 三錢　左秦艽 三錢
地骨皮 五錢　全当歸 五錢　虎　骨 三錢　宣木瓜 一兩
大棉芪 一兩　生甘草 三錢　漢防己 星　杜紅花 三錢
炒白芍 三錢　廣三七 三錢　廣木香 三錢　川桂枝 三錢
製香附 三錢　白荊根 三錢　香獨活 三錢　焦蒼朮 三錢
懷牛膝 一兩　川續斷 三錢　川厚朴 三錢　金毛節 生
桑白皮 三錢　黑元參 三錢　杜藁本 三錢　炒枳殼 生
潞黨參 三錢　紫丹藤 三錢　川　芎 三錢　千年健 三錢 加松節
五加皮 三錢　骨碎補 五錢　厚杜仲 生

青囊之宗頁　壁余貢录　皇　家春千

青囊立異　絳馬翁錄　壹　月君輯

治寒濕流經方

九製首烏兩　大白芍錢　大熟地兩　生鹿角錢研細

全當歸兩　虎脛骨五錢炙煅研　製毛朮錢　宣木瓜兩

防風錢　片姜黃錢　威靈仙錢　紫丹參兩

忍冬藤錢　白附子錢泡去皮姜汁炒　川桂枝三錢　絲瓜絡錢蜜炙煎

羌獨活各三錢　陳松節兩劈　厚杜仲錢　上肉桂十

真橘絡酌加蜜炙　姜汁一盃

高粱酒一斤四兩浸三日後加入陳酒七斤沖勻

另加竹油三大匙攪三日隨量溫服

十製半夏小引

按半夏味辛性温氣輕體滑散而兼降入陰中之陽入足陽明太陰二經善袪寒濕風痰諸恙然功欲兼長尤在法遵秘製自得旋乾轉坤之妙運升水降火之功能庶使丹鼎温存虚水不泛黃庭安奠痰飲難留洵希世之神丹實無雙之妙品今特臚列治症湯引於左

清氣化痰　橘紅麥冬湯

氣逆痰厥　烏藥豆蔻湯

各種中風　陳皮當歸湯

上海雷允上人和 頁　聖人錢賣錄　三七　民本千

青囊堂集　氣異病錄

膈塞風痰
手足麻木
左癱右瘓
純寒生痰
陰水腫滿
嘔吐反胃
濕痰久嗽
陰黄喘嗽
水停心下
留飲脇痛

卷　居君車

前胡胆星湯
當歸桃仁湯
桑枝桂枝湯
芥子生薑湯
茯苓沉香湯
人參白蔹湯
茯苓白朮湯
茵陳澤瀉湯
赤苓苡仁湯
茯苓生姜湯

痰飲入絡　瓜房絡石湯
上焦熱痰　黃芩瓜蔞湯
脾滯痰凝　瓜蔞枳殼湯
脾虛痰積　人參茯苓湯
肺寒久嗽　桔梗甘艸湯
肝鬱痰聚　橘皮枳殼湯
腎虛寒痰　沉香益智湯
胃寒噦逆　藿香豆蔻湯
脾虛流涎　人參益智湯

按症用半夏一錢許微烘研極細末用湯沖服

青囊萃頴　堅人余貴录　医　氏永平

功效難以殫述　　健松齋主人識

增補症治湯引

三陰久瘧　柴胡薑棗湯
風寒哮喘　麻黄白果湯
腎虛哮喘　人參胡桃湯
經年久嗽　百合款冬湯
痰迷心竅　菖蒲佛手湯
心虛怔忡　蓮子龍眼湯
遠近癲癇　菖蒲胆星湯
陽狂痴發　鐵落控涎湯

陰火痰逆
頭旋目眩
肝風頭痛
痰聚噎膈
胆虛不寐
胃病不寐
肝火橫逆
吐酸嘈雜
胸痺掣痛
病後噫氣

元參秋石湯
天麻鈎勾湯
羚羊杞菊湯
檀香杵糠湯
棗仁竹茹湯
秫米甘瀾湯
烏梅左金湯
姜枳省頭湯
薤白薑酒湯
旋覆代赭湯

百合病症
痛風歷節
酒勞疸症
穀疸黄腫
女勞黑疸
濕熱黄疸
痰凝成瘕
筋攣不舒
痰痺臂痛
風寒溫痺

百合知母湯
桑膏威靈湯
葛花雞距湯
蒼术麥芽湯
硝礬地黄湯
茵蔯猪苓湯
萊菔五皮湯
桂歸木瓜湯
指迷片姜湯
蠲痺虎脛湯

氣竭肝傷
胎前子癇
產後痰逆
乳岩乳核
乳癰初起
婦女血癥
急驚風症
慢脾風症
久患天哮
痘後生痰

烏鰂茹藘湯
羌柴羚羊湯
阿膠艽蔚湯
橘葉鹿磨湯
花英瓜貝湯
桃仁䗪虫湯
薄荷鉤籐湯
霞麴白朮湯
薄荷功勞湯
忍冬黃犢湯

青囊立異　[illegible]　[illegible]

疹後生痰　　枇杷桑葉湯

疳積癆瘵　　胡蓮地骨湯

玉山齋主人金敏求謹識

五、傷寒金匱温病

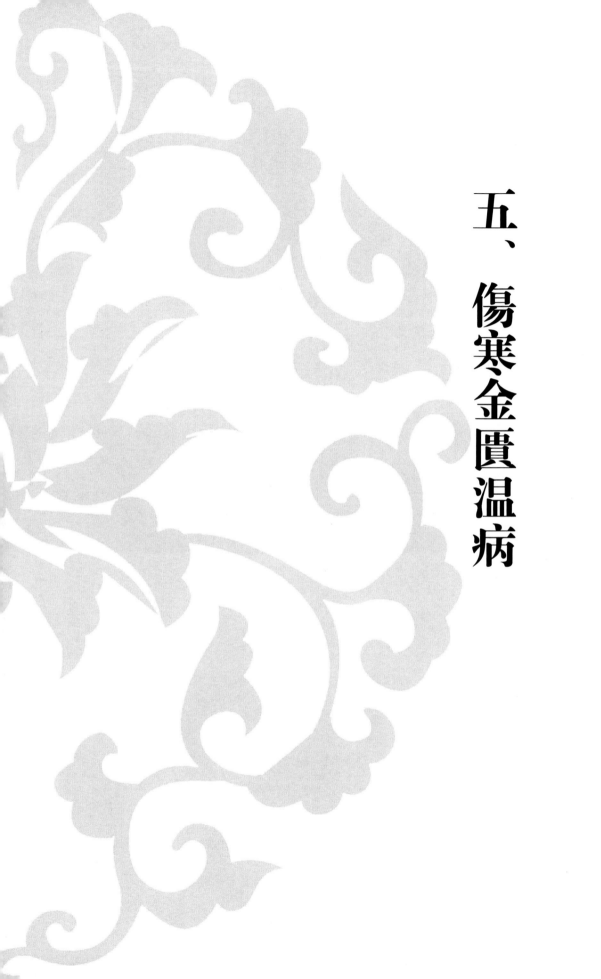

傷寒發微論傷寒百證歌不分卷

〔宋〕許叔微撰　〔清〕佚名抄輯

清抄本

傷寒發微論傷寒百證歌不分卷

本書由《傷寒發微論》（二卷）、《傷寒百證歌》（五卷）二書抄輯合訂而成。許叔微（約一〇七九—一一五四），字知可，南宋真州白沙（今江蘇儀征）人，醫學家。曾爲翰林學士，後發憤鑽研醫學，活人甚衆。許氏深研仲景學説，此二書皆是其心得發揮之作。《傷寒發微論》總結《傷寒論》中常見七十二證候預後及證治，并對傷寒方藥、脉象、中暑、風温、温瘧等細加辨析，頗多啓發。《傷寒百證歌》以七言歌訣形式系統歸納《傷寒論》中關鍵證候，條列爲一百證，包括傷寒脉證總論歌、傷寒病證總類歌、表證歌、裏證歌、表裏寒熱歌、表裏虛實歌等。不僅介紹傷寒諸證，還兼述治療方劑。歌訣中用雙行夾註小字詮解。二書是研究《傷寒論》的重要參考書。

論傷寒七十二證候

循衣摸床 仲景云傷寒吐下後未解不大便五六日至十餘日發熱不識人循衣摸床微喘直視脉弦者生澁則死又云小便利者可治人云直視搖頭此為心絕華佗云病人循衣縫詀語者不可治

瞪目直視 仲景云狂言反目直視者腎絕也華佗云口如魚口不開目睚陷者皆死

兩手撮空 仲景云吐下不解大便不利潮熱摸床撮空用大承氣服後脉弦者生澁者死華佗云此陰陽俱絕

汗出如油 仲景云脉浮而洪身汗如油喘而不休此為命絶也

瘖瘂不言 痓病者如發癎狀瘖瘂不言千金云熱七八日脉不輭不散當瘖瘂三四日汗不出者死也

舌卷囊縮 厥陰受病舌卷煩滿囊縮華佗云卵縮舌卷者必死千金方陰陽易病卵腫縮腹中舌出数寸而死

鼻中煤烟 宋廸陰症訣云陰毒漸深則鼻中黑如煤烟

指甲黑青 宋廸陰症訣云陰毒甚則指甲青黑扁鵲云手足爪甲下肉黑則死

目盲見鬼　難経云脱陽者見鬼脱陰者目盲
九竅出血　仲景云少陰病強發汗必動血或從口鼻耳目是謂
下厥上竭為難治也
環口黧色　仲景云環口黧色柔汗發黄此為脾絶也
轉筋入腹　霍亂症轉筋入腹者鷄矢白湯主之
吃噫噦哕　寸口脉微而濇根葉枯槁寒慄咳逆嘔吐涎沫也又
脉滑則噦又傷寒咳逆上氣其脉散者死
膈内拒痛　仲景云膈内拒痛胃中空虚心下因硬則為結胸此
陷胸症也
發黄疸熱　萬全云陽明病瘀熱在裡必發黄凡發黄寸口無脉
鼻氣冷皆不可治也
咽乾聲嗄　狐惑濕䘌症也狐則咽乾惑則声嗄
瘈瘲口噤　仲景云瘈瘲面赤目脉赤搖頭卒口噤背反張者痓
病也又風温被火劫如驚癇瘈瘲
脉微弱汗出悪風誤服大青龍湯令人肉瞤筋惕又
筋惕肉瞤　吐下後心下逆滿發汗則動經身為振搖

叉手冒心　發汗過多其人叉手冒心心下悸欲得按桂枝甘草湯又持脉時病人叉手自冒心乃重發汗故如此

發斑癮疹　陽毒面赤發斑如錦紋仲景云風氣相搏則為痒痒者名泄風

顛狂不定　難經云重陽病狂重陰病顛仲景云熱結膀胱其人如狂桃仁承氣湯小便利其人如狂血症諦也

耳聾脇痛　少陽受病胸脇痛而耳聾又持脉時其人叉手自冒心師令咳而不咳必兩耳無聞以重汗虛故如此

上氣喘急　太陽陽明皆有喘症或水停心下亦喘若陰症喘者必喘而急

小腹硬滿　小腹硬滿小便不利膀胱有客熱也若小便利者乃血症也

唾膿咯血　仲景云脉浮熱甚而反灸之必嘔燥咯血吐血不止栢葉湯

上吐下利　仲景云發熱惡寒而復吐利者霍亂也

二便不通　少陰小便不利者真武湯陽明大便不利者承氣湯

振振欲擗地　仲景云發汗汗出不解其人仍發熱心下悸頭眩身瞤動振振欲擗地者真武湯此太陽病

遺尿失溺 仲景云溲便遺失狂言反目直視腎絶也
又風温症下之則直視失溺

揚手擲足 太陽中風以火刼則手足躁擾
又云六七日三部脉至大手足躁擾者欲解也

譫語鄭聲 仲景云實則譫語虛則鄭聲鄭声者重語也直視譫
語者死喘満者亦死

心下痞鞕 仲景云病發於陰而下之早則為痞

心中懊憹 仲景云心中懊憹枝子湯主之

舌上滑胎 湿家舌上胎滑者丹田有熱胸中有寒又云臟結滑
胎者不可攻也又陽明症懊憹舌上滑胎梔子湯

脚攣嚙齒 風痺熱症屬陽也承氣湯主之

臍上下築動 發汗後臍下悸者欲作奔豚

項强几几 太陽病項背强几几反汗出惡寒者桂枝湯無汗者
葛根湯也

氣上衝胸 太陽病下之後其氣上衝者與桂枝湯

外氣怫鬱 二陽併病小發汗面色緑〻正赤者陽氣怫鬱當解之薰之

脚膝攣拳 傷寒脉浮自汗出悪寒脚攣急反與桂枝湯此誤也

大便黒堅 陽明症其人喜忘必有蓄血所以然者本以久瘀血屎須硬大便反易其色黒

手足逆冷 有熱厥有冷厥冷厥者得病便四肢冷熱厥者手足雖冷半日復熱也

漱水不嚥 陽明但欲漱水不嚥者必衂又湿家丹田有熱胸中有寒渇欲飲水而不能飲口燥煩也

額上冷汗 湿家額上汗出微喘陰症亦額上手背皆有冷汗

煩躁發渇 太陽大汗出後大煩渇不解白虎加人参湯

肉上粟起 太陽病宜以汗解反以冷水潠之却不如法彌更益煩則肉上粟起

咽喉乾痛 傷寒脉浮咽中乾痛而吐逆者甘草半夏湯主之又云少陰症者必咽痛

多眠好睡 此症大約有四少陰脉悪風温小柴胡症

夜不得眠　此症大約有六具在歌中

心下驚悸　傷寒脉代結心下悸動者炙甘草湯主之

腹中雷鳴　仲景云寒氣相搏則為雷鳴心下痞硬脇下有水氣腹中雷鳴者生姜瀉心湯主之

下利溏垢　寒則鴨溏熱則垢膩

潮熱不常　仲景云潮熱者實也大抵潮熱有三症俱在歌中

寒熱往來　此症有三一者中風症小柴胡二者熱入血室症刺期門三者狀如溫瘧黃龍湯症

身體腫滿　風濕症身微腫者甘草附子湯主之

欝冒不仁　仲景云寒則為厥欝冒不仁

額上脉陷　衄家不可發汗發汗則額上脉陷脉緊急直視不得眴不得眠眴胡絹切目搖也又音瞬以目使人也

身重難轉　風濕相搏桂枝加白朮症又三陽合病白虎加人參柴胡加牡蠣龍骨症

鼻中衄血陽明症口燥但欲漱水不咽者必衄
衄家不可發汗宜乾地黄湯
手背冷汗宋迪云額上手背有冷汗者陰毒也
下利膿血仲景云少陰下利便膿血者桃花湯主之
吐逆不止吐有冷熱二症有胃熱吐有胃冷吐
面垢背寒中暍則面垢有寒
腹脹滿悶發汗後腹脹滿者厚朴五物湯下後心煩腹滿卧起
不安者梔子厚朴湯又不轉矢氣而下之必腹滿
咳嗽涎盛或上焦有熱或水停心下皆嗽
頭疼惡心頭疼惡心身不疼痛者食積也身疼痛者傷寒也
乾噫食臭胃中不利心下痞硬乾噫食臭脇下有水氣者生姜
瀉心湯無水者食積也
身痒如虫行陽明病當汗而反無汗其身如虫行皮中之狀為其
久虚故也

鼻鳴乾嘔　太陽中風鼻鳴乾嘔者桂枝湯主之太陽陽明合病鼻鳴乾嘔者葛根湯主之

洒淅憎寒　仲景云陰氣上入陽中則洒淅惡寒也

腰脊疼痛　仲景云一二日太陽受病則頭項痛腰脊強也

腹脇時痛　傷寒五六日中風或腹中痛或脇下痞硬小柴胡症人腹中痛小建中湯脇下痛十枣湯

以上七十二證或必死或可治淺深不同須知對證用藥斯過半矣

論桂枝湯用赤白芍藥不同

仲景桂枝湯加減法凡十有九證但云芍藥聖惠方皆用赤孫尚方皆用白聖惠乃太宗朝王懷德等編集孫兆為累朝医師不應如此背戾然赤白補瀉極有利害當思桂枝症內云

病發熱汗出此為榮弱衛强故汗出欲救邪風宜桂枝湯盖風傷衛而邪乘之則衛强榮雖不受其邪終非適平也故衛强榮弱以桂枝發其邪芍藥助其弱故知用白芍藥也榮既弱而不受病乃以赤芍瀉之决非仲景之意至於小建中為尺遲血弱而設皆以白芍為是仲景亦止稱芍藥可類推矣

傷寒慎用圓藥

仲景一百一十三方為圓者有五理中陷胸抵當麻仁烏枚是已理中陷胸抵當皆大彈丸煮化而服與湯無異至於麻仁治脾約症烏梅治濕䘌病皆欲必達下部故用小圓其他皆欲入經絡逐邪毒破堅癖導瘀血燥屎之類須憑湯劑以滌

除也余見俗醫用小圓藥巴豆以下邪毒而殺人不可數也蓋巴豆能導食積不能去熱毒既下之後臟氣虛而邪毒猶在更再以硝黃下之鮮不致斃故下欲其必當一服而止也

論桂枝麻黃青龍用藥三症

仲景論表症一則桂枝二則麻黃三則青龍以桂枝治中風麻黃治傷寒青龍治中風見寒脉傷寒見風脉此三者人皆能言而不知用葯對病之妙處故今之醫者不敢用此三方無足怪也且脉浮而緩者中風也嗇嗇惡寒淅淅惡風翕翕發熱仲景以桂枝對之脉浮緊而濇者傷寒也頭痛發熱身疼腰痛骨節疼痛惡風無汗而喘仲景以麻黃對之至於中風

脉浮緊傷寒脉浮緩仲景以青龍對之何也予嘗深究三者審於脉症相對用之無不應手而愈何以言之風傷衛衛氣也寒傷榮榮血也榮行脉中衛行脉外風傷衛則風邪干陽氣陽氣不固發越而為汗是以自汗表虛故用桂枝以發其邪白芍以助其血盖中風則病在脉之外其病稍輕雖同曰發汗特觧肌耳故桂枝症云令遍身漐漐微似有汗益佳不可令如水流漓病必不除是知不可大發其汗若大汗則反動榮血邪乘虛而居中病必不除也寒傷榮則寒邪干陰血榮血被困則邪自内作是以無汗煩寃故用麻黄大發其汗桂枝以和其衛盖傷寒則邪居脉之中浸滛及骨欲捐其邪

必發散方可大抵二藥皆發汗而桂枝則發其衛之邪麻黃并與榮衛而治之固有淺深也觀桂枝第十九症云病嘗自汗出者為榮氣和榮氣和者外不諧以衛氣不共榮氣和諧故耳當復發其汗榮衛和則愈宜桂枝湯又四十七症云發熱汗出此為榮弱衛强故使汗出欲救邪風者宜桂枝湯是知中風汗出者榮和而衛不和也又寸口脉浮而緊浮則為風緊則為寒風則傷衛寒則傷榮榮衛俱病骨節煩疼當發其汗是知傷寒浮緊者榮衛俱病也麻黃湯中並桂枝而用此仲景之意歟至於青龍耑治傷寒見風脉傷風見寒脉若汗出惡風服之則筋惕肉瞤故青龍尤為難用必須形症諦

當然後用之王實以桂枝麻黄各半湯代之蓋慎之者也

論两感傷寒

仲景云凡傷於寒熱雖甚不死若两感於寒而病者必死又云两感俱作治有先後發表攻裡本自不同既云必死又云治有先後何也大抵表裡雙傳臟腑俱受十難全一故云必死然仲景豈以己見而重誣後人哉故有發表攻裡之説恐萬世之下一遇大聖得之不欲絶望於後人也此仲景仁心耳

論傷寒以真氣為主

傷寒不問陰症陽症陰毒陽毒要之真氣壯者易醫真氣虚損難治諺云傷寒多死下虚人誠哉是言也蓋病人元氣不固

真氣不完受病纔重便有必死之道何也陽病宜下真氣弱則下之多脱陰病宜温真氣弱則客熱便生故難於用藥非不可治也主本無力也岐伯云陽勝則身熱腠理閉喘麤為之俛仰汗不出而熱齒乾以煩寃腹滿死能音耐冬不能夏陰勝則身寒汗出身常清數慄而寒寒則厥厥則腹滿死能夏不能冬黄帝曰此二者奈何岐伯曰能知七損八益則二者可調蓋陽勝而汗不出者傷寒也陰勝身寒而汗出者中風也二者須知七損八益而已蓋女子二七天癸至至七七止男子二八精氣溢至八八止婦人月事以時下故七欲損男子精滿而不竭故八欲溢如此則男子婦人身常無病也自

身無病真氣完固雖有寒邪易於用藥故曰以真氣為主

論治傷寒須依次第

仲景論中雖云不避晨夜即宜便治醫者亦須顧其表裡待其時日若不循次第雖暫時得安虧損五臟以促壽期何足尚也昔范雲為梁武帝屬官得時疫熱疾召徐文伯診視是時武帝有九錫之命期在旦夕雲欲預盛禮謂文伯曰可便得愈乎文伯曰便瘥甚易政恐二年後不能起爾雲曰朝聞道夕死可也況二年乎文伯於是先以火煅地布桃柏葉布席置雲其上頃刻汗出以溫粉撲之翌日遂愈雲甚喜文伯曰不足喜後二年果歿夫取汗先期尚促壽限況不顧表裡不

待時日便欲速愈者耶今病家不耐病未病三四日晝夜皆汗醫者隨情順意鮮不致斃故予感此而以為龜鑑也

論仲景緩遲沉三脉

仲景云衛氣和名曰緩榮氣和名曰遲緩遲相搏名曰沉註云緩者四肢不收遲者身體俱重沉者腰中直腹内急痛若然則三者皆病脉也安得謂之和註者乃以脉訣中沉緩遲論之不知仲景傷寒脉與雜病脉異何以言之上文云榮衛盛為高章綱榮衛弱為牒卑損至此三脉謂之和則不盛不弱乃平和脉蓋傷寒之脉高章綱者陽症類牒卑損者陰症類即是而言則緩遲沉者陰陽向安之脉也不特此爾下文云

寸口脉緩而遅緩則陽氣長遅則陰氣盛陰陽相抱榮衛俱
行剛柔相得非安平而何

論表裡虚實

傷寒治法先要明表裡虚實能明此四字則仲景三百九十七
法可坐而定也何以言之有表實有表虚有裡實有裡虚有
表裡俱實有表裡俱虚予於表裡虚實歌中嘗論之矣仲景
麻黄湯類為表實而設也桂枝湯類為表虚而設也裡實則
承氣之類裡虚則理中之類是也表裡俱實所謂陽盛陰虚
下之則愈也表裡俱虚所謂陽虚陰盛汗之則愈也觀華陀
傳有府吏倪尋李延共止俱頭痛身熱所苦正同陀曰尋當

下之延當發汗或疑其異陀曰尋外實延內實故治宜殊也
此所謂能明表裡虛實者也

論滑脉

仲景云翕奄沉名曰滑沉為純陰翕為正陽陰陽和合故名曰
滑古人論滑脉雖云往來前却流利展轉替﹅然與數相似
曾未若仲景三語而足也翕張也言脉升而開張也忽焉而
沉言脉降而復也奄言奄忽之間與奄觀銍艾同義仲景論
滑脉可謂諦當矣然其言雅意深恐淺識者未易曉

論用大黄

大黄雖為將軍然蕩滌蘊熱推陳致新在傷寒乃為要藥但欲

用之當爾大柴胡湯中不用誠脱誤也叔和云若不加大黄恐不名大柴胡須是酒洗用為有力昔後周姚僧坦善醫帝因發熱欲服大黄僧坦曰至尊年高不宜輕用帝弗從遂至危篤及元帝有疾召諸醫咸謂至尊至貴不可輕服宜用平藥可漸宣通僧坦曰脉洪而實此有宿食非用大黄必無瘥理元帝從之果下宿食而愈此則明夫用與不用之異也

論陰不得有汗

仲景云脉雖沉緊不得為少陰病所以然者陰不得有汗今頭汗出故知非少陰病也又云脉陰陽俱緊而又汗出為亡陽此屬少陰大抵陰虚者多汗而此言陰不得有汗何也余嘗

深究之然有陰陽之别陽病自汗有九症皆有治法唯陰毒則額上手背有冷汗甚者如水洗是陽虚陰盛亡陽而將脱也其死必矣仲景此篇是論半表半裡故先曰汗出爲陽微此則虚汗陽微故也非陰症無汗不得有汗也有汗則九死一生由是言之陽得有汗陰不得有汗以意逆志是爲得之

論林億疑白虎有差互

仲景稱傷寒若吐下後七八日不解熱結在裡表裡俱熱者白虎加人參湯主之又傷寒脉浮發熱無汗其表不解不可與白虎湯又脉浮滑此以表有熱裡有寒白虎湯主之國朝林億校正謂仲景於此表裡自差矣是大不然大抵白虎能除

傷寒中暍表裡發熱故此前後二症或云表裡俱熱或云表熱裡寒皆可服之宜也中一症稱表不解不可服者盖以脉浮無汗發熱全是傷寒表症宜麻黄葛根之類也安可用白虎億但見所稱表裡不同便見差互是亦不精不思之過也

論弦動陰陽二脉不同

仲景云脉大浮數動滑此名陽也脉沉濇弱弦微此名陰也脉訣以動脉為陰以弦脉為陽何也此開卷第一疑處而世人不知講予謂脉訣所言分七表八裏是单言之也此之所論兼衆脉是合言之也大抵雜病各見一脉惟傷寒必兼衆脉而見何以言之仲景之意若曰浮大者陽也兼之以動數滑

之類安得不為陽故仲景論動脉則曰陽動則汗出陰動則
發熱數脉見於關上上下無頭尾如豆大厥厥動揺名曰動
也又結胸症云脉浮而動浮則為風動則為痛故兼數與浮
而言動脉則陽脉陽病也宜矣仲景論弦脉則曰弦者狀如
弓弦按之不移弦則為減又曰支飲急弦又少陰症云手足
寒脉弦遲故兼遲而言弦脉則為陰脉陰症也宜矣故仲景
傷寒脉不可與雜病脉同日而語今陽症往往浮大而厥厥
動揺其沉細而弦者必陰症也何疑之有哉不特此也至如
曰高章綱惵卑損縱横逆順趺陽太谿之類極多予嘗撰仲
景三十六種脉法圖故知治傷寒當以仲景脉法為本

論中風傷寒脉

仲景以浮緩為中風脉浮濇而緊為傷寒脉中風有汗傷寒無汗何也内經云滑者陰氣有餘也濇者陽氣有餘也陽氣有餘則身熱無汗陰氣有餘則多汗身寒大抵陰陽欲其達平陽氣不足陰往乘之故陰有餘陰氣不足陽往從之故陽有餘風傷於衛則榮不受病故陽不足而陰有餘是以中風脉浮而緩必自汗也寒傷於榮則衛未受病故陰不足而陽有餘是以傷寒脉浮濇而緊必無汗也二者脉症各有所受矣

論中暑脉不同

仲景云脉虚身熱得之傷暑又云其脉弦細芤遲何也素問曰

寒傷形熱傷氣此傷氣而不傷形故氣消而脉虛弱所謂弦細芤遲皆虛脉也仲景以弦為陰而朱肱亦云中暑脉細弱則是虛脉也可知矣

論傷寒須早治

仲景云凡作湯藥不可避晨夜覺病須臾即宜便治不等早晚則易愈矣如或差遲病即傳變雖欲除治必難為力今之醫者不究根源執以死法汗之於四日之前下之於四日之後殊不知大綱此也又云甚者病不服藥猶得中醫此為無醫處而言也苟二便不通可待其自瘥乎心腹脹數日而死矣又況瘀血發狂發黄發斑之類未有勿藥而喜者智者知變

愚者執一所以取禍也須是隨病淺深在表在裏早為治療如救火拯溺庶易瘥也素問云邪風之至疾如風雨故善治者治皮毛其次治肌膚其次治筋脉其次治六腑其次治五臟治五臟者半死半生也扁鵲望齊桓侯而死者其以此歟

論發熱惡寒

仲景云寸口脉微名曰陽不足陰氣上入陽中則洒淅惡寒也尺脉弱名曰陰不足陽氣下陷入陰中則發熱也此謂元受病而然也又云陽微則惡寒陰弱則發熱此醫發其汗令陽氣微又大下之令陰氣弱此為醫所病而然也大抵陰不足陽往從之故陽內陷則發熱陽不足陰往乘之故陰上入陽

中則惡寒陰陽不歸其分故寒熱交爭是以發熱而惡寒也
故孫思邈云有熱不可大攻之熱去則寒至矣

論風温症

仲景云太陽病發熱而渴不惡寒者為温病若發汗已身灼熱
者名風温風温為病脉陰陽俱浮自汗出身重多眠睡鼻息
必鼾語言難出若被下者小便不利直視失溲若被火者微
發黄色劇則如驚癇時瘈瘲又云陽脉浮滑陰脉濡弱更遇
於風變成風温大抵温氣大行更感風邪則有是症當春夏
病此者多醫作傷寒漏風治之非也不可火不可下不可大
發汗而仲景無方古法謂當取手少陰火足厥陰木隨經所

在而取之如麻黄汶仁湯葳蕤湯輩予以謂敗毒獨活續命減麻黄去附子益佳

論温瘧症

仲景云脉陰陽俱盛重感於寒變成温瘧故朱肱初虞世以小柴胡白虎之類加桂以治之此則仲景所謂温瘧然瘧之一證今庸醫見前人有此治法不問是何瘧症一槩治之疎矣大抵瘧症多端有暑瘧食瘧痺瘧脾寒而千金又有五臟所受不同六腑只有胃瘧一症種類最多安得一概而論痺瘧者但熱不寒須用白虎食瘧者中有伏積當下而去之至於中暑脾寒二者若水火相反素問曰夏傷於暑秋必痎瘧又

曰夏暑汗不出者秋成風瘧蓋暑伏於中得秋氣而發故先
熱後寒熱多寒少頭昏痛虛則發戰汗出一時乃止蓋心惡
暑心不受邪而胞絡受之胞絡衆涎所聚暑伏手涎心豈若
脾寒厚朴草果所能祛也豈若温瘧柴胡黄芩所能除也非
砒砂腦麝之屬不能入故暑瘧脾寒患者多而醫勇識病妄
投以藥邪未退真氣先受病所以連綿不差

張仲景先生註解傷寒百證歌

第一證

傷寒脉證總論歌

大浮數動滑陽脉陰病見陽生可得沉濇弦微弱屬陰陽病見陰終死厄仲景云脉大浮數動滑此名陽也脉沉濇弦微弱此名陰也陰病見陽脉者生陽病見陰脉者死

陰陽交互最難明輕重斟量當別白脉雖有陰陽須看輕重以分表裏在下文

輕手脉浮為在表表實浮而兼有力但浮無力表中虛自汗惡風常淅淅傷寒先要辨表裏虛實此四者為急仲景云浮為在表沉為在裏然表症有虛有實浮而有力者表實也無汗不惡

風浮而無力者表虛也自汗惡風重手脉沉為在裏裡實脉沉來亦實重手無力大而虛此是裡虛宜審的裡症亦有虛實脉沉而有力者裡實也故腹滿大便不通沉而無力者裡虛也故泄利或陰症之類上八句辨表裡虛實盡矣風則虛浮寒堅牢水停水滀必沉潛動則為痛數為熱支飲應須脉急弦太過之脉為可怪不及之脉亦如然仲景云風則虛浮寒則堅牢沉潛水滀支飲急弦動則為痛數則熱煩太過可怪不及亦然脉不空見中必有乖榮衛太盛名高章高章相搏名曰綱榮衛微時名惵卑惵徒煩切恐懼也卑相搏損名彰榮衛既和名緩遲緩遲名沉此最良九種脉中辨虛實長沙之訣妙難忘仲景云寸脉衛氣盛名曰高榮氣盛名曰章高章相搏名曰綱衛氣弱名曰惵榮氣弱名曰卑惵卑相搏名曰損衛氣和名曰緩榮氣和名曰遲遲緩相搏名曰沉大抵仲景脉法主論傷寒與雜病脉法異子故嘗撰仲景三十六法瞥瞥有如羮上肥此脉定知陽氣微

縈縈來如蛛絲細却是體中陰氣衰脉如瀉漆之絶者病人亡血更何疑仲景云脉瞥瞥如羹上肥者陽氣微也脉縈縈如蛛絲細者陰氣來也脉綿綿如瀉漆之絶者亡血也

陽結藹藹如車蓋陰結循竿亦象之仲景云藹藹如車蓋者陽結也累累如循竿陰結也

陽盛則促來一止陰盛則結緩而遲此謂促結二脉也仲景云脉來緩時一止名曰結脉來數時一止名曰促謂脉陽盛則促陰盛則結

縱横逆順宜審察殘賊災怪要須知仲景云脉有相乘有縱有横有逆有順何謂也曰水行乘火金行乘木名曰縱火行乘水木行乘金名曰横水行乘金火行乘木名曰逆金行乘水木行乘火名曰順也又曰脉有殘賊能為諸經作病也又問曰脉有災怪何謂也答曰舊時服藥今乃發作故為災怪

脉靜人病內虚故人安脉病曰行尸仲景云脉病人不病曰行尸以無主氣故眩仆不知人人病脉不病名曰內虚以無穀神雖困無苦

右手氣口當主氣左血人迎左其位

氣口緊盛食必傷人迎緊盛風邪熾左為人迎右為氣口人迎緊盛傷於風氣口緊盛傷

於食數為在腑遲為臓浮為在表沉在裡仲景云浮為在表沉為在裏數為在腑遲為在臓也脉浮而緩風傷榮浮緊兼濕寒傷衛脉微大忌令人吐欲下猶防虛且細仲景云脉微不可吐虛細不可下沉微氣弱汗為難三者要須當審記者孫用和云陰虛脉沉微而氣弱者不可汗汗下吐三候脉有不可行者切當審也三陽加於陰有汗證左手沉微却應未素問云陽加於陰謂之汗趺陽胃脉定死生仲景說趺陽脉者凡十有一太谿腎脉為根蒂傷寒必診太谿趺陽者謂以腎脉胃脉為主仲景識世人握手不及足者以此脉來六至或七至邪氣漸深須用意浮大晝加並屬陽沉細夜加分陰位九至以上來短促狀若湧泉無入氣更加懸絕漸無根命絕天真當死矣孫尚云脉及七至浮大晝加病沉細夜加病更及八至精氣消神氣亂必有散脫精神之候須切急為治療加之九至十至雖和扁亦難救如八至九至加以懸絕懸絕者無根也如泉之湧脉無入氣

天真盡而必死矣病人三部脉調匀大小浮沉遲速類此是陰陽氣已和勿藥陰陽應可喜仲景云寸關尺三部大小浮沉遲數同等雖有寒熱不觧此脉已和雖劇當愈劇音極

第二證

傷寒病證總類歌

傷寒中風與温濕熱病痓暍並時疫證候陰陽雖則同别為調治難專一已上七症大畧相似須别作調治一則桂枝二麻黄三則青龍如鬥立精對無差立便安何須更數交傳日孫尚云一桂枝二麻黄三青龍三日能精對無差立當見效不須更候五日轉瀉反致壞病也發熱惡寒發於陽無熱惡寒自陰出仲景云發熱而惡寒者發於陽也無熱而惡寒者發於陰也陽盛熱多内外熱白虎相當並竹葉白虎湯竹葉石膏湯皆治内外熱症陰盛寒溼脉沉弦四逆理中為最捷孫兆云陰

盛寒涇則用四逆湯理中圓熱邪入胃結成毒大小承氣宜疏泄熱邪入胃久則胃傷爛宜調胃或大小承氣湯胷滿宜用瀉心湯胸滿症候用大小瀉心湯結胸痞氣當分別按之不痛為虛鞕按之若痛為實結淺深大小陷胸元仲景方中不徒設孫兆云結胸痞氣兩分淺深則用大小陷胷元茵陳可治發黃證蘗皮可治痢兼血發黃症熱則用茵陳湯下利腸毒惡痢下血蘗皮湯小便不利更喘滿煩渴五苓安可缺利小便止煩渴用五苓散半在裏兮半在表加減小柴胡有法小柴胡治半在表裏仲景有加減法夜中得脉日中愈陰得陽兮災必脫日中得脉夜中安陽得陰分自相悅陰陽調順自和同不須攻治翻為孼孫尚云凡傷寒三日脉微而微數以順四時身涼而和者此名欲解也夜半得脉來日日中愈陰得而陽解也日中得脉夜半愈陽得陰而和也陰陽和同爾

第三證

表證歌

身熱惡寒脉又浮偏宜發汗更何求仲景云脉浮宜以汗解之要須手足俱周徧不欲淋漓似水流金匱云凡發汗欲令手足皆周漐漐一時間益佳但不欲流淋其病不解當重發汗汗多則亡陽陽虛不得重發汗也輕則隨時與和解重須正發病當瘳仲景有和解之者有正發之者和解如小柴胡桂枝之類正發如麻黃葛根之類也初春陽弱陰尚勝不可亟奪成攖搜初春陽弱不可大發汗以攖乎陽金匱真言曰水冰地坼無攖乎陽又曰無泄皮膚使氣亟奪謂勿汗也汗則陽氣發泄為寒氣所廹奪之亟數也夏時暑熱脉洪大玄府開時汗易謀夏則玄府汗空開故易汗不可汗脉微而弱更兼尺中脉遲緩金匱云脉微不可發汗無陽故也又云尺中脉遲榮不足血氣少不可汗微弱無陽遲少血安可麻黃求發散更有衂

血衄下血仲景云衂家不可發汗發汗則額上陷亡血家不可發汗汗則寒慄而振風温溼溼如何發壞病虛煩且慎之腹間動氣宜區別此五症皆不可汗解在第三十一婦人經水適來時此是小柴胡證決忽然誤汗表裏虛鬱鬱不知人作孽婦人經來經水適斷屬小柴胡症誤汗則鬱冒不知人

第四證

裏證歌

不惡寒兮反惡熱胃中乾燥并潮熱陽明症身熱汗自出不惡寒反惡熱當下之又云潮熱者實也宜下之手心腋下汗常潤小便如常大便結腹滿而喘或譫語脉沉而滑裡證決手心與兩腋下潤小便如經大便結硬皆裏症也內實則腹滿而喘汎而滑者病在內是曰裡症也陽盛陰虛速下之安可日數拘屑屑仲景云陽盛陰虛汗之則死下之則

愈盖陽盛則外熱陰虛則內熱內外皆熱故當下雖三二日便可下不必四五日過經也失下心胸皆痓悶
鬱冒不安成熱厥失下則熱極生寒故冒而厥厥則半日後復熱也庸醫不曉疑是陰
誤進熱藥精魂絕庸醫見厥便以為陰誤服熱藥則發斑發黃不知人也三陰大約可溫
之積證見時方發泄太陰腹滿或時痛少陰口燥心下渴積熱
悉具更無疑要在安詳加審別三陰大約可溫唯有積症當下仲景云太陽病醫反下之因腹
滿時痛屬太陰桂枝加芍藥湯主之其大實痛則大黃湯主之又云少陰口燥咽乾急下之宜承氣湯如此者當下之也病
猶在表不可下脈浮更兼虛細者仲景云脈浮為在表又云虛細不可下之惡寒嘔
吐小便清惡寒者表未解金匱云欲吐者不可下小便清者如不在裏而在表也不轉失氣應難
瀉不轉失氣者屎強硬其後必溏也大便堅硬小便數脾約症陽明自汗津液寡
搴乞症如斯之類下為難莫便參差成誤也

第五證

表裏寒熱歌

病人身熱着得衣寒在骨髓熱在肌陰症似陽先與桂枝使寒已小柴加桂次溫之病人身熱衣褫音恥致二音奪衣也徵也退寒在皮膚熱在髓陽症似陰白虎加參先除熱桂黃各半解其外仲景云病人身大皮膚寒在骨髓也身大寒反不欲近衣者寒在皮膚熱在骨髓也仲景俱無治法朱肱云寒在骨髓先與桂枝次與小柴胡加桂湯熱在骨髓先以白虎加人參湯以除其熱次以桂枝麻黃各半湯以鮮其外 病有標本並始末先後不同當審察裡寒表熱脉沉遲裡熱表寒脉必滑朱肱云裡寒表熱者脉沉而遲裡熱表寒脉必滑也

第六證

表裏虛實歌

脉浮而緩表中虛，有汗惡風腠裡踈；浮緊而澁表却實，惡寒無汗體焮如。傷寒最要辯表裏虛實為先，有表實，有表虛，有裡實，有裡虛，有表裡俱實，有表裏俱虛，先辯此六者，然後用藥庶不差矣。蓋脉浮而緩，又自汗惡風，此表虛中風症也；脉浮緊而澁且有力，無汗惡寒，此表實傷寒症也。脉沉無力裡虛證，四逆理中為對病；沉而有力緊且實，柴胡承氣宜相應。裡虛宜温，故用四逆理中；裡實宜下，故用柴胡承氣。又有表和而裡病，下之則愈斯為正；裡和表病汗為宜，忽然誤下應難拯。外台云：表和裡病，下之則愈，汗之則死；裏和表病，汗之則愈，下之則死。虛則温之實瀉之，病形脉證要相宜；更兼藥餌如精對，立便安康待甚時。孫尚云：精對無差，立當見效，不必三日以前汗，五日以後下也。

第七證

急救表裡歌

傷寒下後表裡虛急當救療莫躊躇下利不止身疼痛救裡為先四逆歟忽若清便自調適却宜救表桂枝徒切莫遲延生别病過街脉變在斯須仲景云傷寒脉下之續得下利清穀不止身疼痛者急當救裡後身疼痛清便自調自者急當救表救裡宜四逆救表宜桂枝

第八證

無表裡證歌

既無裡症又無表隨症小柴胡治療大便堅鞭脉浮數却與大柴胡極妙仲景云病人無表裡症發熱七八日脉浮數可與大柴胡湯下之七八日後至過經證候如斯當辯曉何況熱實晴不和常覺目中不了了仲景云傷寒六

七日目中不了了睛不和無表裡症大便難微熱者急下之大承氣柴胡

第九證

表裡水歌

有水須分表和裏安可妄投增病勢乾嘔微利咳發熱謂表有水青龍諦仲景云傷寒表不解心下有水氣乾嘔發熱而咳或渴或利或噎或小便不利小腹滿或喘者小青龍湯此謂表有水也忽若身涼並汗出兩脇疼痛心下痞表解爭知裡未和十棗湯方能主治太陽中風心下痞硬滿引脅下痛乾嘔短氣汗出不惡寒此表解裡未和也十棗湯主之

第十證

表裡兩證俱見歌

脉來浮大表證爾便赤煩渴却在裡脉浮者表症也小便赤而煩渴又却有裡症也表

裡兩證俱見時當用五苓與調理此證宜用五苓散五苓治內外俱熱蓋又如大
便數日結頭痛更兼身有熱其人小便却又清亦是兩證當區
別大便結硬頭痛身熱小便却清知不在裏而在表也大便堅鞕脈沉細裡證當下分明
諦頭汗出時微惡寒手足兼冷却非是仲景云傷寒五六日頭汗出微惡寒手足冷心
下滿口不欲食大便硬脈細者此為陽微結有表復有裡也脈
沉亦在裡也此為半在表半在裏上二者俱係小柴胡症
又脈見浮緊咽燥口苦腹滿而喘發熱出汗不惡寒反惡熱此
陽明症也是表裏俱見不可汗下宜梔子豉湯吐之
太陽誤下協熱利心痞桂枝參便止因爾腹痛有何方桂枝加
芍甚加黃桂證下之利不止脈若促者表未已喘而汗出當何
如葛根芩連方可與仲景著論非一端要在審詳而已矣仲景論中
有兩症者凡十餘症此畧舉一二為例大抵以表症多先治表
裏症多先治裏若無表裏症者只宜小柴胡加減

第十一證

三陰三陽傳入歌

尺寸俱浮屬巨陽一二日内病如常經絡上連風府穴頭項痛兮腰脊強仲景云尺寸俱浮者太陽受病也當一二日發以其上連風府故頭項痛膂脊强脉長陽明為受病二三日内斯為應挾鼻絡目是其經目痛鼻乾眠不穩仲景云尺寸俱長者陽明受病也當二三日發以其脉挾鼻絡目故身熱目痛鼻乾不得卧也少陽經絡貫耳中脉弦脇痛耳應聾四日以前皆在府汗之即退易為功仲景云尺寸俱弦者少陽受病也當三四日發以其脉循脇於耳故胃脇痛而耳聾此三經受病未入藏故可汗四五日中傳太陰太陰之脉細而沉布胃絡嗌嗌乾燥脾宮腹滿病難禁仲景云尺寸俱沉細者太陰受病也當四五日發以其脉布胃中絡於嗌故腹滿而嗌乾

少陰傳到脉沉緊貫腎絡肺繫舌本口燥舌乾渴不休五六日
中病有準仲景云尺寸脉俱沉者少陰受病也當五六日發以其脉貫腎絡於肺繫舌本故口燥舌乾而渴
七八日至厥陰經煩滿囊縮可憂驚三陰受邪已入臟却宜瀉
下自和平仲景云尺寸俱微緩者厥陰受病也當六七日發以其脉循陰器絡於肝故煩滿而囊縮必三陰皆已入臟故可下而已也
六經已盡傳亦遍土不受邪脉緩來水火相交氣已
和雲興雨至斯為汗若傳至厥陰其脉来緩者脾土不再受尅故水升火降氣和而大汗解矣靈樞曰夾
為左足之厥陰戊為右足之厥陰兩陰俱盡故曰厥陰太陰盡
為晦出為朔厥陰者以陰盡為義也　太陽受病惡寒無汗麻
黃湯中風有汗桂枝湯傷寒見風傷風見寒大青龍湯陽明
無汗惡寒升麻葛根湯有汗微惡寒桂枝湯無汗脉浮其人喘
麻黃湯不更衣者謂不大便也內實大便難外症身熱汗自出
不惡寒反惡熱大柴胡湯　少陽一症并屬小柴胡湯　太陰
自利不渴者藏寒也理中湯四逆湯腹滿脉浮者桂枝湯　脉浮
屬表所以用桂枝也腹痛者桂枝芍藥湯痛甚者桂枝加大黃

湯此謂太陽太陰也何以知其有太陽脉浮是也何以知其有太陰腹痛是也以下皆准此凡陰症而脉浮者為有太陽也故多用桂枝兩症俱見條謂之有表復有裡表太陽裡太陰本太陽病為醫下之故有腹滿而痛也脉大胷滿多厥者吐之瓜蒂散若下之必胷下結滿堅鞭增損理中湯大抵傷寒手足必冷若自温屬太陰也少陰口燥舌乾者急下之大承氣湯若不渴不口燥舌乾而脉沉四逆散口中和背惡寒宜四逆湯少陰症若小便色白者病形悉具也瀉者甘草甘姜湯餘症四逆湯尺寸脉俱緊而反汗出為亡陽法當咽痛者豬膚湯發熱脉沉者麻黃附子細辛湯又有發熱條並三陰可汗條詳之　厥陰脉浮為欲愈不浮為未愈小建中湯脉浮緩而為虛狀者囊不縮為故愈宜各半湯尺寸俱沉短者必囊縮毒氣入藏也宜承氣湯消渴氣上冲心心中疼熱苓桂朮甘湯飢不欲食食即吐蚘此名蚘厥胃冷也烏枚丸或理中丸下之利不止四逆湯

第十二證

陰陽兩感歌

傷寒熱甚雖不死兩感傷寒漫料理仲景云凡傷於寒則發為熱雖甚不死若兩感於寒

而病者必死兩感者乃病一半屬陰一半屬陽也龎安常云脉沉大者太陽少陰沉長者陽明太陰沉弦者少陽厥陰也素問熱論云兩感於寒而病者必不免於死法不過六日黄帝曰有三日而死者何也岐伯云陽明者十二經脉之長若三日而氣盡則死矣仲景亦無治法活人書云傷寒惟兩感不治仲景但一說云兩感病俱作治有先後証治論引張翼說與仲景同謂下利清穀身體疼痛急當救裡宜四逆湯身體疼痛清便自調急當救表宜桂枝湯証治論并活人書解仲景治有先後之說皆云治有先後者宜先救裏内温則可治矣然救表亦不可緩也悉意消息如下利不止身體疼痛則先救裏如不下利身體疼痛則當先救其表此亦謂之治有先後則知兩感之症有自利者有不下利者有下之利不止者一日脉太大陽少沉陰病頭痛口乾煩飲水太陽膀胱也少陰腎也為表裡故仲景云太陽與少陰俱病則頭口乾痛煩滿而渴二日陽長明合太沉陰腹滿身熱如火熾不欲飲食二日陽明與太陰俱病則腹滿身熱不欲食譫語鼻内乾妄言譫語終難睡三日少弦陽合厥沉陰耳聾囊縮不知人厥逆水漿不入口六日為期是

仲景云三日少陽與厥陰俱病則耳聾囊縮而厥水漿不入口昏不知人者六日死矣

第十三證

陽證陽毒歌

太陽陽明與少陽三陽傳入是其常一二日太陽二三日陽明三四日少陽各以其經傳入也

太陽脈浮惡寒氣陽明惡熱脈來長太陽脈浮陽明脈長太陽惡風惡寒陽明不惡寒反惡熱

少陽口苦脇下滿往寒來熱脈弦張仲景云少陽之為病口苦咽乾目眩又曰太陽病不觧傳入少陽者脅下堅滿往来寒熱其脈弦細

陽若獨盛陰暴絕變為陽毒必發狂三陽不治變毒

內外熱結舌又卷鼻中煤煙不可當脈應洪實或滑促宜用升麻梔子湯陽毒之症初受病時所感邪毒深重加以當汗失汗當下失下或吐下後邪熱乘虛而入或誤服熱藥使熱毒散蔓如抱薪積火無不延燎至於六脈洪大舌卷焦黑鼻中如烟煤身面錦斑狂言踰垣上屋

登高而歌棄衣而走皆其症也五日可治七日不可治宜陽毒升麻湯斑盛者青黛一物湯咽痛玄參升麻湯若熱甚者時狂時昏口噤咬牙藥不下者用水漬法侯牙寬狂亂稍定投藥亦良宜涼膈雙解承氣如黑奴丸不可輕用

第十四證

陰證陰毒歌

飲食不節陰受之太陰腹滿病在脾素問云起居不節陰受之傷寒飲食不節則陰受之仲景云四五日傳太陰脾也故其腹脹滿少陰腎病脉微細心煩但寐渴無時仲景云少陰之為病脉微細但欲寐五六日自利而渴厥陰氣上衝心下饑不欲食食吐蚘音回仲景云厥陰為病消渴氣上冲心飢不欲食食吐蚘陰病若深陽頓絕變成陰毒更何疑四肢逆冷臍築痛身如被杖痛可知宋迪云積陰盛於下則微陽消於上故其候沉重四肢逆冷臍腹築痛身痛如被杖或因冷物傷脾胃或因慾事腎經衰內感伏陰外

寒氣腰重頭疼覺倦疲陰毒本曰腎氣虛寒嗜慾過多或傷冷物復傷風邪內既伏陰外又感寒或先感外寒而內伏陰內外皆陰故陽氣不守遂發頭痛胷重腹痛眼睛疼身體倦怠而不甚熱四肢逆冷矣此即夾陰傷寒也額上手背皆冷汗二三日內尚支持額上手背皆有冷汗二三日內或可行動不甚勞重

六脈沉細時來疾尺部短小力還微寸口有時或來大誤經轉瀉若何醫陰毒診之則六脈俱沉細而疾尺部短小寸口或大六脈俱浮大或沉取之大而不甚疾者非陰症也誤轉瀉則渴轉甚躁轉急

陰病漸深腹轉痛心胷膜脹鄭聲隨虛汗不止咽不利指甲青黑面色黧陰症深則咽喉不利心下脹滿結硬躁渴虛汗不止或時鄭聲指甲面色俱青黑仲景云虛則鄭聲

一息七至沉細疾速灸關元不可遲六脈沉細而疾一息七至以來有此症者速宜灸關元二三百壯在臍下三寸更兼金液來甦治庶得陽回命可追灸畢更以金液來甦丹助之庶幾陽復也　按陰毒之症初受病時所感寒邪深重致陰氣獨盛或汗吐下後變成陰毒六脈微

沉腹中絞痛或自下利四肢沉重咽喉不利虛汗嘔逆唇青面黑手足厥逆身如被杖短氣不得息此陰毒之候三日可治四五日不可治先服陰毒甘草湯真武湯附子湯次灸氣海關元或葱熨臍以手足温和脉息漸應為效如囊縮者可用薰法

第十五證

太陽陽明合病歌

三陽有合病三陰無合病不可不知

太陽陽明同合病仲景法中有三證自利宜服葛根湯但嘔却加半夏應喘而胸滿屬麻黄慎勿下之輕性命循規守矩治為宜要使冲和自安靜

太陽病頭痛腰脊強發熱惡寒陽明病目痛鼻乾不得卧合病必自利葛根湯主之二者合病但嘔而不下利葛根加半夏湯主之三者太陽陽明合病喘而胸滿者不可下宜麻黄湯又太陽脉浮陽明浮長

第十六證

太陽少陽合病歌

太陽少陽合病時亦須下利更何疑下利黄芩湯可用若嘔還加半夏奇少陽病脉弦胸脇滿而耳聾口苦舌乾往来寒熱也仲景云太陽少陽合病自下利者黄芩湯嘔者黄芩加半夏生姜湯又太陽少陽脇下鞭滿往来寒熱及有餘症者小柴胡湯和之

陽明病合少陽方勝負脉中詳審之不勝脉長斯為順滑而數者名負逆脉滑而數有宿食承氣湯中斟量與經曰少陽不勝陽明不負不相尅為順負者失也少陽脉勝陽明脉負是鬼賊相尅為逆

第十七證

三陽合病歌

腹滿身重難轉側面垢遺尿譫語極三陽合病口不仁白虎湯功更奇特三陽合病腹滿身重難以轉側口中不仁譫語遺溺發汗則譫語下之則額上生汗手足冷自汗白虎湯

第十八證

太陽陽明併病歌

太陽元與陽明病後併歸來作一家尚有太陽宜發汗太陽證罷下無差太陽初得病發其汗汗先出不徹因轉屬陽明續自微汗出不惡寒者是也若發大汗不出則陽氣拂鬱不得散越當汗不汗煩燥痛無常處其人短氣但坐此緣汗出不徹故也何以知之蓋脈濇也是陽明伏併太陽更以麻黃湯汗之太陽症未罷桂枝麻黃各半湯太陽症罷但有陽明症者大承氣湯又大便堅小便利者脾約是也脾約丸惡寒者升麻葛根湯不惡寒反惡熱大便不秘者白虎湯大便秘譫語者調胃承氣湯因發汗後或利小便已而胃中燥實大便難調胃承氣湯汗出不惡寒身重短氣腹滿而喘有潮熱者外欲解也可攻裡手足濈濈然汗此大便實大柴胡大承氣小承氣等湯

太少併病證有二汗下差之皆致斃頭痛眩冒如結胸誤若汗時譫語至肺俞肝俞皆可刺譫語却刺期門是仲景一症云太陽少陽併病頭

痛眩冒時如結胸心下痞硬當刺肺俞肝俞不可發頸項強時
汗發汗則譫語脉弦五日譫語不止當刺期門
刺大椎此侯在心當切記一證云太少併病心下硬頸強而眩者當刺大椎肺俞肝俞慎勿下

第十九證

陰證似陽歌

煩燥面赤身微熱脉至沉微陰作孽脉来沉微者陰也陰極生熱故煩燥面赤身熱又大
便不堅雖身熱衣被着得陰證似陽醫者疑但以脉憑斯要訣但以脉為據不必守症也
身熱裡寒陰躁盛面戴陽兮下虛症身熱也裏寒也煩躁者陰盛也面戴陽者下虛故也
此皆陰證似陽也陰發躁兮熱發厥物極則反皆理性陰極則生躁熱極則發厥物極
則反皆物之理性也

第二十證

陽證似陰歌 雖身冷其衣被著不得

小便赤色大便秘其脉沉滑陽證是四肢逆冷伏熱深陽證似陰當審諦 小便赤大便秘結沉滑陽症也陽極生陰熱極生寒故令四肢逆冷以其伏熱深也醫見四肢逆冷便以為陰則誤也 輕者且宜供白虎重者須當用承氣重陽如陰理當仔細審詳宜然寒暑之變亦如是

第二十一證

陰盛隔陽歌

身冷脉沉緊且細内雖煩躁不飲水此名陰盛隔陽證霹靂散用煩躁止 脉沉緊而細不欲飲水者陰盛隔陽症當用附子霹靂散此霹靂散之方名意取如雷之擊動陽氣也 躁若止兮應得睡寒已散兮陰自退熱氣上行得汗痊大歟丹

砂宜用矣

第二十二證

陰陽易歌

男子陰腫多絞刺婦人腰痛並裡急傷寒差後便行房男名陽易女陰易熱上衝胸頭不舉眼中生花氣翕翕燒裩猳鼠橘皮湯選此用之醫可必仲景云傷寒陰陽易之為病身體重少氣小腹裡急或引陰中拘攣熱上衝胷頭重不欲舉眼中生花痂抱赤膝脛拘急燒裩散主之此病男子則陰腫婦人則腰痛外台有猳鼠湯橘皮湯小便不利五苓散

第二十三證

傷寒歌

脉浮緊澁是傷寒熱多寒少不躁煩傷寒脉浮緊而澁熱少寒多心不煩躁頭痛

無汗身拘急微厥之時在指端腰脊疼痛色多慘唯宜發汗與通關學者先須要辯傷寒中風二症傷寒脉浮緊而澁中風脉浮而緩傷寒者惡寒不惡風中風者惡風不惡寒傷寒者無汗中風者自汗傷寒者面色慘悽中風者面色和悦也大青龍證反麻黃熱多寒少亦其常傷寒大抵雖熱少寒多亦有熱多寒少者如麻黃症云發熱身痛大青龍症云脉浮緊而發熱惡寒熱多寒少不煩躁亦宜汗解正相當微弱無陽桂枝越仲景云太陽病發熱多寒少脉微弱者無陽也不可發汗用桂枝二越婢一湯尺遲血少建中湯尺脉遲者血少也宜建中湯仲景建中症云傷寒陽脉濇陰脉弦法當腹中急痛與建中湯遲弦雖不同皆少血之脉也淋家衂家不可汗小柴胡解自安康淋家衂家及瘡家以主四動脉皆不可發汗者王實皆用小柴胡湯

第二十四證　中風歌

惡風自汗是傷風（仲景云傷風為中風）體熱頭疼病勢濃手足不冷心煩躁面色如常無慘容（解在前篇）脉浮而緩是本證寸大尺弱有時逢（傷風脉雖浮而緩活人書云有尺脉弱寸口大者仲景云陽浮而陰弱陽浮者熱自發陰弱者汗自出）桂枝敗毒獨活輩皆宜選用在其中（活人書云治中風藥宜桂枝敗毒獨活散之類）項強桂枝加甘葛（仲景云太陽病項背強几几反汗出惡風者宜桂枝加甘葛湯主之）漏風加附可收功（仲景云太陽病發汗遂漏不止其人惡風小便難四肢微急難以屈伸桂枝去芍藥加附子湯主之）傷風傷寒何以判寒脉緊濇風脉緩寒必惡寒風惡風傷風自汗寒無汗（解在前篇）

第二十五證

傷寒見風脉傷風見寒脉歌

惡寒不躁微四逆脉浮而緩來無力惡風煩躁手足溫脉胗緊

浮來又濇傷寒反得傷風證中風却見傷寒脉大青龍證是為宜調衛調榮斯兩得

仲景云太陽中風脉浮緊發熱惡寒身疼痛不汗而出煩躁者大青龍湯主之又云傷寒脉浮緩身不痛但重乍有輕時無少陰症者大青龍湯主之中風脉浮緩今却浮緊傷寒宜浮緊今却浮緩此中風見寒脉傷寒見風脉也又更詳云熱甚而煩手足自温風症脉浮而緊寒脉此傷風見寒也不煩少熱四肢微厥寒症脉浮而緩風脉此傷寒見風也二者榮衛俱病寒則傷榮麻黃主傷榮今病似麻黃而寒反煩躁風則傷衛桂枝主傷衛脉似桂枝而無汗大青龍主榮衛俱傷然此藥不可亂用須風寒俱盛又加煩躁者可用之不如羗活冲和湯更神

要知其病加煩燥方可服之為最的脉微自汗又惡風誤用肉瞤並筋惕

仲景云脉微弱汗出惡風不可服服之厥逆筋惕肉瞤此為逆也故王實止用桂枝麻黃各半湯

第二十六證

熱病中暍歌

中暍作傷暑看

身熱惡寒頭痛楚心煩燥渴如何禦身熱惡風頭痛心煩燥渴熱病中暑其病相似但脈不同耳語在下脈洪緊盛為熱病脈虛細弱為傷暑熱病脈必浮大洪緊傷夏暑脈必虛細而弱詳考諸書暑脈多不一仲景云太陽中暍者身熱而脈微又云其脈弦細芤遲小便已洒洒然毛聳朱肱云脈虛身熱得之傷暑又曰熱病脈洪大中暑脈細弱當以意消息之傷暑面垢並背寒四肢倦怠汗無度口噤五苓白虎佳瘀逆橘皮湯可愈仲景云手足逆冷小有勞身即熱口開前板齒痛若發其汗則惡寒甚加溫針則發熱甚數下之則淋甚又詳云中暍與傷寒諸症不同內外俱熱肢冷身安白虎湯熱悶不惡寒竹葉石膏湯頭痛惡心不快煩燥小便不利色赤五苓散身重昏倦脈沉細芤遲小便已洒洒然毛聳手足冷勞即熱口開前板齒燥痛白虎加人參湯瘀逆惡寒橘皮竹茹湯昏憒不省葱餅熨法中暑小柴胡加香薷最良如中暑霍亂腹痛大渴厥冷煩躁轉筋黃連香茹湯冷服之熱服反為吐瀉不可不慎中暑自汗者不可止汗以暑當汗故也皮膚既緩腠理開洒然毛竦風寒惡謬加熱藥發黃斑可怪庸

醫心術誤仲景云小便已洒然毛聳故其人汗出不惡寒若誤行熱藥便發斑發黃也 又詳中暑何故洒然毛聳
口開盖腠理司開闔寒則皮膚兼腠理閉熱則皮膚緩腠理開
開則洒然閉塞則熱而悶

第二十七證

五種温歌

傷寒春月名温病脉來浮數是其證發熱頭疼亦惡寒冬夏比之輕不甚升麻解肌為最良小柴竹葉宜相稱以上論温病也素問云冬傷於
寒春必病 仲景云冬月冒寒不即病者藏於肌膚至春變為
温病故其症如此宜升麻解肌湯熱多小柴竹葉湯外有微熱
不渴者小柴加桂湯虛煩者竹葉石膏湯發渴者小柴胡去半
夏加人參括蔞根湯發渴脉實大便秘大柴胡湯微利之嗽者
小柴加五味子効

尺寸盛兮兼弦數重感於寒變温瘧先熱後寒小柴胡但熱不寒白虎藥以上論温瘧也仲景云若脉陰陽俱盛重感於寒變成温瘧素問云瘧脉自弦弦數

多熱弦進多寒朱肱云先熱後寒者小柴胡湯但熱不寒者白虎加桂湯主之濡弱陰脉浮滑陽此是風温症候當頭痛身熱常自汗四肢不收鼾睡長當治少陰厥陰病誤汗黃著防已湯此論風温也仲景云陽脉浮滑陰脉濡弱更過於風變為風温其病四肢瘓緩又云風温為病脉陰陽俱浮自汗出身重多眠睡鼻息必鼾語言難出若被下者小便不利直視失溲若被火者微發黃色劇則如驚癇時瘈瘲也少陰火也厥陰木也當治炎火風木誤汗之當用黃芪防已湯救之亦有用萎蕤湯熱甚者知母葛根湯小柴胡湯渴者括蔞湯身汗出者漢防已湯

陽脉濡兮陰弦緊更遇温氣來行令變成温疫作天行少長皆同無異病熱温寒清順時宜以平為期如斯正此論温疫也仲景云陽脉濡弱陰脉弦緊者更遇温氣變為温疫一歲少長皆同病者温疫也又曰土無正形因火而名分居四季皆隨其經而取之也故春應温而清氣抑之責在肝身熱頭痛目眩嘔吐長幼率皆相似升麻葛根湯四時通用敗毒散夏應暑而寒氣抑之責邪在心身熱頭痛腹滿自利長幼率皆相似理中湯調中湯射干湯桂枝湯半夏桂甘

湯秋應凉而大熱抑之責邪在肺温熱相搏民多病痺欬喇喘急金沸草散白虎湯加蒼术病痺茵陳五苓湯冬應寒而反大温抑之責邪在腎民病咽痛或生赤疹喘嗽彎痛姜豉湯升麻葛根湯咽痛者甘桔湯敗毒散

最重温毒為可怪陽脉洪數陰實大發斑癮疹如錦紋咳兼心悶何由快

此論温毒也仲景云陽脉洪數陰脉實大更遇温熱變成温毒温毒者温病最重也故發斑生疹咳嗽心不快痞悶又云冬月感寒毒異氣至春始發也表症未罷毒氣未散故有發斑之候寸脉洪數尺脉實大為病最重通用玄參升麻湯活人書黄連橘皮湯葛根橘皮湯甚者黑膏方

宜用玄參升麻湯長沙仲景分明載

第二十八證

三種濕歌

濕温中濕并風濕三者名同而異實暑濕相搏成濕温胸間多

汗頭如劈兩脛逆冷苦妄言陽濡而弱陰小急此論濕温症也其人傷溼因而中暑名曰濕温腹滿目痛壯熱妄言自汗兩脛逆冷倦怠惡寒慎不可汗汗之使人不能言耳聾不知痛處若身青黑面色變不治是虚其虚名重暍乃醫殺耳在太陽蒼朮白虎湯加桂自虎去暑朮桂去濕或茯苓白朮湯朮附湯

第二中濕之為病脉來沉緩其名的一身盡痛兼發黄大便反快小便澁仲景云太陽病關節疼痛而煩其候小便微利大便反快脉沉而緩者此名中濕但當利小便五苓散加茵陳主之或甘草附子湯若臟虛自利理中附子湯小便自利朮附湯風寒濕合而為痺此濕痺也身重汗出痺痛如麻節壯防己黄芪湯又云温家之為病一身盡痛發熱身色如薰黄濕家其人但頭汗出背强欲得覆被向火若下之早則成結胸滿小便不利舌上白胎者以丹田有熱胸中有寒渴欲得水而不能飲口躁煩也又云溼家病身上疼痛發熱面黄而喘頭痛鼻塞而煩其脉大自能飲食腹中無病病苦頭中寒温故鼻塞納藥鼻中則愈又云溼家下之額上汗出微喘小便自利利不止者死本是風雨山澤氣中之令人成此疾第三風温脉但浮肢體

痛重難轉側額上微汗身微腫不欲去被憎寒慄此論風溼也風溼之症仲景云大便利小便難一身盡痛發熱日晡所劇此名風溼此病傷於汗出當風或久傷取冷所致其脉浮額上微汗不欲去被也又云脉浮主風也廣濟湯朮附湯主之其症脉浮虛而濇大便難小便利大抵中溼則大便快小便澁風湿則大便堅小便自利發汗漐漐欲潤身風溼俱去斯為得仲景云風濕相搏一身疼痛法當汗出而解值天陰雨不止醫云此可發汗汗之病不愈何也答曰發其汗汗大出者但風氣去溼氣在故不愈也治風湿者發汗微微出者則是風湿俱去也內經曰傷於風者上先受之故額上微汗為風湿風湿乃先傷湿而從傷風也法當微解肌羌活冲和湯若止發汗則風去湿存渴而小便不利者五苓散甘草附子湯外不熱內不渴小便利朮附湯熱而煩渴小柴胡加天花粉不嘔不渴脉虛浮濇桂枝附子湯身體痛惡風微腫杏仁湯通用敗毒散微汗麻黃薏苡杏仁甘草湯防已黃芪湯防已黃芪朮附湯對證用之醫可必防已黃芪湯朮附湯皆治風濕自汗

第二十九證

兩種痓歌

發熱惡寒頭項强腰脊分明似反張瘈瘲口噤如癇狀此名痓病屬膀胱

仲景云病身熱足寒頭項强急惡寒時頭面赤目脈赤獨頭面揺卒口噤背反張者痓病也又曰痓病外症發熱惡寒與傷寒相似但項背反張强硬口噤如發癇狀此為異耳痓亦作痙痙者强直之義陽痓即剛痓易瘥陰痓即柔痓愈難

先感風寒後感溼沉遲弦細脈相當

仲景云太陽病發熱脈沉而細者名曰痓千金云太陽中風重感於寒溼則變痓病也仲景又云太陽發汗太多因成痓孫尚云病熱而脈沉細者難治

有汗不惡名柔痓無汗惡寒名曰剛無汗葛根有汗桂二痓皆宜續命湯

無汗葛根湯有汗桂枝湯兩分發汗觧肌剛痓無汗柔痓有汗俱宜小續命湯仲景云太陽病發熱無汗反惡寒脈弦長勁急眼開甚則搐搦反張此剛痓也麻黃葛根湯有汗不惡寒脈遲濡細弦四体不收時或搐搦閉目合面柔痓也桂枝括蔞湯桂枝括蔞葛根湯

脚攣嚙齒皆陽熱承氣湯宜下最良

上皆熱症胸滿口噤卧不着蓆

脚攣急咬齒大便秘亦名剛痙并柔痙名異實同安可忘

第三十證

四證似傷寒歌

食積虛煩并有痰更兼脚氣似傷寒四家病症雖云異發熱憎寒却一般四症雖非傷寒然發熱憎寒則同當以脉症辯之中脘寒痰胸痞滿脉浮自汗體難乾此痰症也有痰則胸中痞滿自汗脉浮又云外症憎寒壯熱惡風自汗胸滿氣上冲咽不得息但頭不痛項不强涎多者頭亦痛寸脉有浮者有伏者以意叅之柴胡半夏湯金沸草散大半夏湯二陳湯温胆湯氣上冲瓜蒂散吐之食積令人頭必痛身不疼𠔇積證端氣口緊盛傷於食心煩脉數嘔吞酸此食積也食積亦頭痛身熱惡寒由脾胃伏熱因食不消却身不痛但去惡吞酸氣口脉緊盛而他脉數或和平朱肱云氣口緊盛傷於食胸滿食在上脘宜瓜蒂散吐心腹痛滿大柴胡下之五積散吞青木香丸夾痰二陳湯

虛煩之脉不緊實但覺身心熱與煩身不疼兮頭不痛唯宜竹葉便須安孫尚云虛煩與傷寒相似但得病二三日脉不浮不惡寒身不疼痛但熱而不煩此表虛不可發汗發汗必危損如脉不緊實不甚痛但熱不煩此裏虛非裏實不可下下之必危損唯服竹葉湯主之或竹葉石羔湯或竹皮湯虛煩不止梔子升麻湯白虎湯俱佳嘔吐者大半夏湯加陳皮服涼藥後脉愈大而無力熱愈甚而躁渴者獨煎人參湯或人參黃芪湯下五苓散上盛下弱虛煩或自利竹葉湯去石膏加附子名既濟湯傷寒汗吐下後虛煩不得眠梔子豉湯驚悸痰盛虛煩温胆湯婦人挾血虛煩四物湯加人參麥冬竹葉甘草陰虛肢節疼痛内寒外熱虛煩者陰旦湯

又有脚氣之為病大便堅硬足行難兩脛腫滿或枯細莫與傷寒一例看小腹不仁毒入心轉筋嘔吐胸不寬寒中三陽患必冷暑中三陰熱病纏脉若浮弦起於風濡而弱者起溼遲洪而數者熱中來遲而濇者寒相連最忌補劑及淋洗續命神功脾

約仙此論脚氣也傷寒傳足不傳手所以寒湿之氣蒸于足發
則頭疼身熱肢節痛大便堅脚膝腫痛兩脛有腫滿者有
枯細者方其發時亦發熱憎寒嘔吐似傷寒症也人素有此症
不時發作小續命湯敗毒散木瓜散寒中三陽所患必冷越脾
湯小續命湯入生姜自然汁暑中三陰所患必熱小續命去附
子減桂一半加芎藥一倍煩燥者紫雪最良脚腫木瓜散梹榔
散大便秘脾約
丸大三脘散

第三十一證

可汗不可汗歌

脉浮唯宜以汗解春夏用之何足怪仲景云脉浮宜以汗解又云大法春夏宜汗風
若傷衛屬桂枝寒傷榮血麻黃快風則傷衛寒則傷榮傷衛屬桂枝傷榮屬麻黃二藥雖均
曰發汗自有淺深也項强几殊葛根湯心間水氣青龍對仲景云項背强入入者用麻黃
葛根湯心下有水氣者小青龍湯主之少陰亦可微發汗附子麻黃泄其外仲景云少

陰病得之二三日麻黄附子甘草湯微發其汗風溼發汗惡淋漓風氣去兮溼氣在唯
宜浥潤徧周身溼氣風邪俱已退風溼惟要微微似汗出若大汗出者風氣雖去溼氣仍在
也宜防已黄茋术附湯大抵尺遲汗為逆大抵以下不可汗也仲景云尺中遲者精氣不足血氣微少不
可汗汗為在表之邪始自得病時腠理不密寒邪客之故令人洒淅惡寒頭痛身熱腰脊強乃用極劑就表而以汗解既汗之
後病尤未解雖裏症悉具微有惡寒亦表未解則當先解表而後攻裏也若表已解脈不浮與夫諸虛濕温動氣暑暍等症甘
桔汗之是重虛其虛此為逆也以致病之反覆變雜至於不救醫者可不慎歟又云寸弱者無陽也桂枝二越婢一湯尺脈遲
者血少也先用黄茋建中湯以養血脈尚遲者再作一劑次用小柴胡湯桂枝二越婢一湯以和解微弦濡弱斯
為害仲景云微反在下弦反在上弱反在關濡反在顛不可發汗發汗則寒慄至矣少陰沉細病在裏
少陽弦細却主內仲景云少陰脈沉細數病在裏不可發汗又傷寒脈弦細頭痛發熱此屬少陽不可發汗
兩厥若汗必舌萎厥不可發汗發汗則聲亂咽嘶舌萎聲不得前四動汗之還窒礙仲景

云四動氣皆不可發汗宜用柴胡桂枝湯在左發汗則頭眩汗不止筋惕肉瞤此為難治自有本條在右發汗則衄血而渴心苦煩飲則吐水先用一二服五苓散次服竹葉湯在上發汗則氣上衝正在心端用李根湯在下發汗則無汗心中大煩骨節疼頭痛目暈惡寒食而反吐穀不得下先服大陳皮湯吐止後服小建中湯

瘡家汗之必成痓淋家汗之必血殺衄家汗之額上陷咽乾汗之咽却隘仲景云瘡家雖身疼痛不可攻其表汗之必痓淋澁家汗之必小便血衄血家汗之必額上促急而緊直視不得眴不能眠下厥上竭咽乾燥者不可發汗王實傷寒證治皆用小柴胡湯

亡血汗之必寒慄仲景云亡血不可發汗發汗則寒慄而振汗家重汗精神敗仲景云汗家重發汗必恍惚心亂小便已陰痛

少陰強汗動經血仲景云少陰無汗而強發之必動其血

虛煩壞病尤須戒虛煩熱自有本條壞病乃四種風温温瘧温毒温疫也皆不可發汗宜用小柴胡湯主之

月經適斷適來時切莫動經成冒昧婦人經水適下發汗則鬱冒不知人蓋緣表裡皆虛也此小柴胡湯

第三十二證

可下不可下歌

宿食不消當下之寸口浮大尺中微人病有宿食不消何以別之師曰寸口脉浮大按之反澁尺中亦微而澁當下之承氣湯主之又云初病之時邪在於表故汗之若太陽症罷轉屬陽明翌日不大便不惡寒反惡熱脉沉而實方為可下此乃表症已罷悉歸於裡又少陰沉細口燥咽乾此熱結下焦銷鑠腎水亦當急下餘若胃實譫語腹滿而喘潮熱畜血無表症不大便當下之

陽明瘀熱茵陳證仲景云瘀熱在裡身必發黃茵陳蒿湯主之

譫語柴胡湯最宜金匱云汗出而譫語者有燥熱在胃中此風也可下之宜大承氣湯大柴胡湯

結胸大陷胸圓對瘀血抵當不可遲結胸宜大陷胸圓下之瘀血宜抵當圓下之

大便堅硬惟承氣痞氣瀉心湯勿疑大便堅硬宜下以承氣湯痞氣虛斬宜下以瀉心湯

脉若陽微下則痞自此以下不可下也金匱云陽微不可下下之則心下痞

或兼虛細更難之仲景云脉微不

可吐虛細不可下又脉浮不可下為有表也惡寒不可下太陽陽明合病屬表也宜汗之亦有少陰症宜温之

結胸浮大下之死

金匱云結胸症其脉浮大者不可下下之見死

四逆若下命傾危

金匱云四逆厥者不可下下之則死虛家亦然當歸四逆湯主之虛家附子湯主之

惡寒自是有表症

惡寒有表不可下解在上

嘔吐仍兼胃氣虧

仲景云病吐者為亡陰不可下

不轉失氣必溏利

仲景云陽明病不大便六七日恐有燥屎欲知之法可與小承氣湯若腹中轉失氣者為有燥屎乃可攻之若不轉失氣者此但頭硬後必溏瀉不可下下之則腹脹不能食

陽明自汗下為難

陽明自汗小便利此為津液內竭雖堅不可攻宜用蜜煎導之

咽中閉塞尤須忌

玉函經云咽中閉塞不可下下之則上輕下重卧則欲踡身急痛虛煩上攻宜烏扇湯

趺陽浮數已虛脾

仲景云趺陽脉浮而數浮則傷胃數則動脾此非本病醫下之誤也

左右上下有動氣更在調和仔細醫

仲景云動氣在右下之則津液內竭咽燥鼻乾頭眩心悸宜竹葉湯動氣在左下之則腹滿氣急不止動氣反劇身雖有熱反欲拳先服甘草乾姜湯次服小建中湯動氣在上下之則掌握煩身熱汗

自泄欲水自吐宜竹葉湯動氣在下下之則腹滿卒起頭眩食則下利清穀心下痞宜甘草瀉心湯大便堅硬小便清或多或少或自利大便堅而小便清者知不在裏也宜桂枝湯大便堅而小便少恐津液不入胃而先堅後溏也或每日三四行今日再行此津液還入胃不久自大便也大便堅而小便多其脾為約詳見小便數條及三陽合病條又云小便自如乃可攻之謂如常也或每日三行今日亦三行不多不少故曰小便自如也方可下之不然危篤多矣

第三十三證

可吐不可吐歌

傷寒大法春宜吐仲景云大法春宜吐宿食不消胸滿痓玉函云宿食在胸當吐之胸中鬱鬱兼有涎寸口微滑知其故玉函云胸上結實胸中鬱鬱而痛不能食按之而反有涎唾下利日十餘行其脈反遲寸口微滑此可吐之經曰脈遲而滑者內實也脈遲微滑者上實也脈微若吐大為逆仲景云脈微不可吐虛細不可下少陰寒飲無增劇仲景云少陰病食入則吐心溫溫然欲吐

復不得吐始得之手足寒脉弦遲此胸中實可下也若膈上有寒飲者乾嘔不可吐當温之矣

四逆虛家止可温誤吐內煩誰受責玉函金匱云四逆病厥不可吐虛家亦然又云太陽病強吐之則內煩此皆不可吐者也

第三十四證

可火不可火歌

中風忽然被火劫咽爛發黃津液竭仲景云太陽中風以火劫發其汗邪火被風劫血氣流泆其身則發黃至於咽爛矣

榮微血弱與燒針煩躁昏迷並發熱仲景云其脉沉者榮氣微也加燒針則血流不行更發熱而煩燥也

陽明被火必怵惕玉函云陽明脉浮緊加燒針必怵惕也

太陽被火必清血仲景云太陽以火薰之不得汗其人必躁到經不解必清血

少陰火劫小便難強責汗時翻作孽仲景云少陰病咳而下利譫語是被火劫故也小便難是為強責少陰汗故也

或致虛煩不得眠或致發黃中鬱結或致下血如豚肝或致譫言語無節仲景云陽明病加溫針則煩燥不得眠陽明病被火故額上汗出必發黃瘀熱在膀胱蓄結成積則下血如豚肝太陽陽明病必譫語此皆誤火之為病切須存細加分別張苗欲汗外迎之却取燒蒸布桃葉陳廩丘問張苗連發汗不出如何苗云亦可燒地布桃葉蒸濕之氣於外迎之可得汗也

第三十五證

可水不可水歌

太陽汗後不得眠少與水飲當自全仲景云太陽病發汗後若大汗出胃中乾燥而不能眠其人欲飲當時飲之胃中和則和愈也厥陰煩渴思得水斟量多寡亦如然仲景云厥陰病渴欲飲水與水飲之則愈霍亂思水五苓妙嘔吐思水猪苓痊仲景云霍亂頭痛發

熱身體疼痛熱多飲水五苓散主之又云嘔吐而病在膈上後必思水者與猪苓散飲之也過多反病成喘咳小青龍症云水停心下成喘咳仲景云得病反能飲水此為欲愈後人感此見其發小渴者使盡意飲之因成病不可勝數胃冷應知嘔噦愆仲景云胃中虛冷其人不能食飲水則噦水噀皮上有粟起仲景云病在陽當以汗解而反以水噀之若灌之其人熱却不得去益煩皮上粟起者是也水洗結胸熱可憐仲景云結胸身熱以水洗之灌之則益熱寒氣得水即成餲音噎食不下也仲景云寸口脈浮大醫乃不知而反飲冷水令汗大出以得寒氣冷必相搏其人即餲也又云上廹於肺則為咳嗽清於腸中則為下利邪熱所搏畜下焦則為小便不利少腹滿或裏急溢於皮膚則為腫可否醫工要達權

第三十六證

可灸不可灸歌

少陰吐利時加嘔手足不冷是其候口中雖和背惡寒脈來微

澀皆須灸仲景云少陰病其人吐利手足不逆反發熱者不死脉不足者灸厥少陰七壯又云少陰一二日口中和背惡寒者當灸之又云下利微澀者灸厥陰可五七壯

陰毒陽虚汗不止腹脹腸鳴若雷吼面黑更兼指甲青速灸開元應不謬宋迪陰症訣云陰毒汗不止腹脹腸鳴面黧黑色指甲青者速灸開元一百壯至二七壯

微數之脉却慎之因火為邪恐難救仲景云微數之脉慎不可灸因火為邪則為煩逆焦骨肉則吐血難復也

脉浮熱甚灸為難唾血咽乾灸不謬仲景云脉浮熱甚而灸之則為實實以虚治因火而動咽燥必吐血自微數之脉以下皆不可灸也

第三十七證

可針不可針歌

太陽頭痛經七日不愈再傳成大疾法中當刺足陽明可使不傳邪氣出玉函云大陽病頭痛至七日自當愈也若欲再傳刺足陽明使經不傳則愈

桂枝服了煩

不解風府風池刺無失仲景云太陽病服桂枝湯而反煩不解者當先刺風府風池却與桂枝湯服之
則愈經來經斷刺期門正恐熱邪居血室仲景云婦人中風經水適來又云經水適
也斷熱入血室者刺期門隨其虛實而取之項強當刺大椎間脈有縱橫肝募吉仲景云太
陽與少陽併病心下痞頭項強而眩當刺大椎第一間又婦人
日肝乘脾名縱肝乘肺名橫皆當刺期門期門肝募也
懷身及七月從腰以下如水溢當刺勞宮及關元以利小便去
心實玉函云婦人傷寒懷身腹滿從腰以下重如水氣狀懷身七月太陰當養不養此心實當刺勞宮及關元穴小便利
則愈大怒大勞並大醉大飽大饑刺之逆熇熇之熱漉漉汗渾渾
之脉安可失素問云無刺熇熇之熱漉漉之汗渾渾之脉淺深分寸自依經此道相
傳休秘密

第三十八證

傷寒可温歌

大抵冬宜熱藥温大法冬宜服温熱藥
下利少陰有二門仲景云法中可温者有九症則皆下利與少陰兩家而已
腹滿身痛先救裏仲景云病發熱頭痛脉反沉若不差身体更疼痛用救其裏四逆湯又云下利腹滿身体疼痛先温其裏宜四逆湯
脉來遲緊痛仍存仲景云下利脉遲緊而痛未止者當温之得冷者滿而便腸垢
少陰膈上有寒飲仲景云少陰病其人飲食入則吐心中嗢嗢欲吐復不得吐始得之手足寒脉弦遲若膈上有寒飲乾嘔者切不可吐當温之
或加嘔利病難分
脉沉微澁如斯症
四逆理中湯可温仲景云少陰下利脉微澁者即嘔行者必數更衣反少當温之又云若脉沉者必數更衣急當温之宜四逆湯又云諸温者可與理中四逆附子湯熱藥

第三十九證

發熱歌

太陽發熱惡寒慄

仲景云發熱而惡寒者發於陽也大抵三陽多發熱太陽症云嗇嗇惡寒翕翕發熱若翕所謂熇熇而熱太陽初受病脈浮發熱此表症也屬足太陽膀胱經膀胱主分津液實腠理緣其津液不分腠理不密故風寒客於皮膚邪氣拂鬱於外風則傷衛發熱汗出惡風者衛中風也寒則傷榮發熱無汗惡寒者榮中寒也中風發熱當用桂枝以解肌中寒發熱當用麻黃以發散此不易之大法太陽初中風邪則隨而發熱蓋風為陽風性解散故即熱也太陽初中寒邪則必憎寒微燥然後發熱蓋寒為陰寒性動急拂結於經方變熱也故太陽發熱則惡寒慄也太陽頭痛發熱有汗惡風桂枝湯太陽身熱汗出濈〻然脈浮者桂枝湯太陽中風自汗嗇嗇惡寒淅淅惡風翕翕潮熱鼻鳴乾嘔桂枝湯太陽發熱惡寒熱多寒少脈微弱者亡陽也不可汗桂枝二越婢一湯太陽頭痛發熱無汗惡寒麻黃湯太陽發熱無汗而喘者麻黃湯太陽無汗發熱夏至後麻黃知母石膏湯太陽無汗惡寒發熱葛根升麻湯太陽脈浮緊無汗發熱日晡者愈天行時疾三日身熱如火頭痛內瞤脈洪大葛根湯服桂枝湯或下之仍頭項痛發熱無汗心下滿小便不利桂枝去桂加茯苓白术湯太陽發熱無汗而渴小柴胡湯不渴外有微熱小〻柴胡加桂湯應發熱而嘔·竹葉加姜汁湯太陽表未解心下有水氣乾嘔發熱而欬或

渴或嘔或小便不利或喘小青龍湯太陽中風脉浮緊惡寒身痛無汗發熱煩躁大青龍湯太陽發汗汗出不解仍發熱心悸頭身瞤動振振欲僻地真武湯

陽明身熱汗自出

陽明症云□□汗出不惡寒反惡熱蓋□□□□乃表症已罷故不惡寒而但身熱此邪入於府陽氣下□入□裏熱甚而達於表也故發熱自汗也若陽明汗出而脉浮此表仍在桂枝湯身熱汗出濈濈然脉實者調胃承氣湯汗後不惡寒但熱者實也調胃承氣湯陽明發熱汗多者急下之大承氣湯太陽病三日發汗不解蒸蒸發熱轉屬胃也蒸蒸者如熏蒸之蒸故知熱在內也調胃承氣湯內實身熱汗不出大柴胡湯傷寒發熱汗出不解心下痞硬嘔吐而利□□胡湯陽明發熱大便不秘者白虎湯和解之傷寒發熱□□□□表不解者不可與白虎湯欲飲水無表症者白□加人□□□明脉浮緊□□口苦腹滿而喘發熱汗出不惡寒反惡熱身重若發汗則燥心憒憒反譫語若加燒鍼則必怵惕煩燥不得眠若下之則胃中空虛客氣動膈心中懊憹舌上胎者梔子豉湯陽明脉浮發熱渴欲飲水小便不利者豬苓湯汗出多者不可與恐奪津也

少陽發熱多乾嘔

少陽症云頭疼發熱脇下堅滿乾嘔則熱在半表半裡其脉弦□□□熱未罷邪氣傳裏裏未作實則表裡俱熱但輕於純在裏也故少陽發熱則嘔宜小柴

胡湯少陽汗出發熱微惡寒小柴[illegible]發熱而渴小柴胡去半
夏加人參栝蔞湯少陽發熱口[illegible]小柴胡湯嘔而又胸脇
滿小便不利小柴胡湯傷寒五六日柴胡症[illegible]三陽發熱證非一
具以他藥下之柴胡症在仍與之不為逆[illegible]寒極生熱故熱多者寒之
大抵寒多為易治熱多寒少因寒極極寒多者病淺故易治為
解熱大小柴胡湯更看淺深為妙[illegible]發熱無表症當用大小
以解之熱深者宜大柴胡以下[illegible]湯熱淺者宜[illegible]柴胡
之也更當以外症內脈為準　三[illegible]發熱證唯有少陰兩
證實脈沉發熱屬麻黃裡寒外熱宜四逆三陰無身熱惟有少
陰則有熱是未離表
故少陰病始得之反發熱脈反沉者用麻黃細辛附子湯又四
逆湯發散溫中又云少陰病下利清穀裡寒外熱手足厥逆脈
不出者通脈四逆湯主之少陰吐利手足不
逆冷反冷者不死脈不至者灸少陰七壯
陽微陰弱氣血虧
勞食寒熱隨證治
凡大汗則損氣氣損則陽微故脈虛而惡寒
大下則傷血血傷則陰弱故脈虛而發熱故
日陽虛生外寒陰虛生內熱誤汗誤下皆有此也且陰以陽為
主陽以陰為根下之亡陰陰失所主邪氣搏之血虛乃發熱也

汗之亡陽陽失所歸邪氣搏之氣損乃惡寒也又大下後身熱
不去心中結痛梔子豉湯大下後則傷血故發熱葶藶苦酒湯
醫以丸藥下之身熱不去梔子乾姜湯又已下後復脉數不
消穀善飢不大便者有瘀血也宜抵當湯大下後令氣弱其人
亡血病當惡寒後乃熱無休止時大抵傷寒八日已上大熱者
難治又汗後仍熱悸眩身瞤動真武湯汗後脉洪而渴竹葉石
膏湯大汗後脉躁疾發熱愈甚名陰陽交死症也又汗後身灼
熱名風温小柴胡湯又多汗身灼熱名風温脉陰陽俱浮發汗
則譫言温針則耳聾難言下之則小便難吐之則大便利並宜
萎蕤湯知母葛根湯漢防已湯發熱而渴不惡寒為温病解肌
湯又云新差後勞復發熱麥門冬湯新差後血氣尚虛動則生
熱只壳梔子湯新差後食復發熱石膏湯新
熱梔子
只壳湯別有煩熱吐下殊虛實煩
熱有異也經曰病人煩熱汗
已若心下滿而煩則有吐下
者虛虛謂心中欲嘔欲吐之
心下悸小便難小柴胡加茯苓
發汗汗後晝煩夜靜不嘔渴無
後六七日不大便煩而腹滿痛者

第四十證

潮熱歌

潮熱為實當與下仲景之言
其候應於未申一日一發所[illegible]
大法當宜下之若潮於寅卯則屬
又不可不辨也陽明病脉實者大承氣湯汗[illegible]
滿而喘陽明胃經也大小承氣湯又陽明胃病己經下後潮熱
大便復硬大柴胡湯又傷寒惡症五六日汗吐下後不解日晡
潮熱如見鬼狀循衣摸床微喘直視服承氣湯脉弦者生脉濇者死
更看脉息浮與沉若但浮弦應未也脉沉為在裏可下若但脉浮有表症未可下
惡寒脉浮表證在與小柴胡湯勿下仲景云陽明病有潮熱若汗出多而微惡寒其人不
潮蓋潮熱者外欲解也其熱不潮勿與承氣湯以此知傷寒潮
熱則是表解裡氣將復下之為愈矣若未潮熱表未解是未人
入於裏當先隨其症治之
腹滿不通小承氣但和胃氣無多瀉仲景云腹滿不大便者可

與小承氣湯微和其胃氣
若不轉矢氣者勿令攻之
潮熱之證有三說皆屬陽明小柴訣
一則潮熱且吃噫二則微熱或溏泄
仲景云陽明中風脉弦浮
大而短氣腹都滿脇下及
心痛久按之氣不通鼻乾不得汗其人嗜卧一身及目悉黃小
便難有潮熱時而噦宜與小柴胡加茯苓湯主之又云陽明病
發潮熱或微惡寒大便溏小便自可而胸脇滿欬逆不去者小
柴胡湯主之日晡發熱脉虛者微汗之桂枝湯腹[illegible]
病潮熱身黃陽明中風也梔子蘗皮湯麻黃[illegible]
陽明病脉浮緊潮熱發作有時或脉但浮者
三則日晡發其時發已微利增嘔噦[illegible]
發則不太陽亦有一證存惟是结
知人
大便五六日舌上燥而渴
痛者宜與大陷胸湯主之
第四十一證
往來寒熱歌

陰陽相勝互争強往來寒

寒責在陽往來寒熱者邪出表而與之

與之争故陽盛而多熱以

邪在半表半裡則寒熱交

寒後熱陽氣勝

故先熱後寒也此疾大約有三證

不欲食心煩喜嘔小柴良仲景云中默默不欲

寒多加桂枝熱多加黄芩太陽八九日如瘧

不嘔清便脉浮緩為欲愈不浮緩為未愈小柴胡

湯桂枝麻黄各半湯脉緩悪寒而熱不可更發汗

一湯太陽症似瘧一日再發脉洪大者桂枝二麻黄

來寒熱胸脇滿而不痛半表裡未入於腑小柴加

寒熱往來胃滿或泄而嗽小柴胡去參棗加五味子

寒發熱似瘧為欲愈結熱在裡十餘日却是大柴胡克當仲景云傷

桂枝麻黄各半湯

寒十餘日熱結在裏大便實已汗復下胸脇滿柴胡姜桂保安

往寒來熱者宜大柴胡湯

康仲景云傷寒五六日已汗而復下之胸脇滿微結小便不利
渴而不嘔但頭汗出往来寒熱者柴胡桂枝乾姜湯主之

婦人中風得寒熱經水來斷細推詳又詳婦人中風経水先来
遶断而續得寒熱往来此
為熱入血室其血必結謂有留邪故使如瘧小柴胡湯主之如
先患傷寒結熱経水適来晝明暮昏如見鬼状経曰無犯胃氣
及上二焦必愈蓋汚血去故愈無犯胃氣不可下也無犯上焦
不必服小柴胡湯動胃氣也無犯中焦不必刺期門動榮氣也

第四十二證

汗之而熱不退歌

已汗復下脉加躁不食狂言謾祈禱此證謂之陰陽交死候難
醫不可道素問云汗出而身復熱脉躁病不觧汗衰狂言不能
食病名為何也曰名陰陽交也此其人所以汗出者
皆生於穀穀生於精今邪氣隱藏於骨肉之間而得汗者邪衰
而精勝則當食而不發熱熱者邪氣也汗者胃氣也若汗出而
狂言不能食邪氣
盛也死候可明矣得汗脉靜自然生汗後復熱命難保得汗而
脉靜者

生躁者死

脉若浮數可再汗，況實之時下為好。不得已須當汗下之，浮尚可汗，沉可下也。

風溫之候屬萎蕤，風溫自汗而熱，屬萎蕤湯。虛煩竹葉湯為宐。虛煩自汗出而熱不可下，宜竹葉湯。

更看虛實治為宜，可細斟量休卅草。淳于意診齊中御府長信，脉靜，稱脉法熱病陰陽交者死，今切之不交，併陰陽者脉順清而愈，其熱強未盡猶活也。

第四十三證

下之而仍發熱歌

病人脉微來又濇，誤汗誤下皆為失。脉微則氣虛，脉濇則血少，二者不可汗下，既下而又汗，榮衛皆虛，故發熱也。

既汗亾陽斯惡寒，又下陰微還熱極。陰虛者陽必湊之，既下則陰虛，故陽入陰分，所以內外皆熱。素問云：陽虛則外熱，陰虛則內熱，故熱極也。

最忌陰陽皆已虛，熱又不止病斯亟。更有勞復並食復，失於調治并將息。既下之後，必須身涼

今下之而復熱者不時汗出之誤亦有勞復食復二症勞復謂病後用力食復謂飲食過度失於調治之所致

新差血氣尚虛羸，勞復生熱無氣力。勞復則無力而少氣
脾胃尚弱食過多，食復發熱還憎食。食復發熱嘔吐憎聞食臭
小柴枳實梔子湯，數者用之宜審的。

第四十四證

惡寒歌

惡寒發熱在陽經，無熱惡寒病發陰。仲景云惡寒多屬表症無汗惡寒可發汗有汗惡寒可解肌經曰發熱而惡寒乃病發於陽也無熱而惡寒者病發於陰也先惡寒而繼之以發熱此發於陽也若初病惡寒而踡脉沉細而緊此發於陰也
陽宜發汗麻黃輩，太陽發熱無汗惡寒麻黃湯陽明症俱宜下但微惡寒者係與太陽病乃表猶未解當先解表後攻裏宜麻黃湯太陽症在也
陰宜溫藥理中寧。少陰惡寒脉沉細四逆理中湯少陰惡寒而踡時時自煩不欲厚衣者大柴胡湯少陰惡寒而踡手足厥冷自利煩躁須與小建中湯脉不至者不治

嗇嗇惡寒桂枝證 仲景云嗇嗇惡寒翕ㄑ發熱桂枝湯太陽發熱有汗惡寒桂枝湯陽明脉遲汗出多微惡寒表未盡也桂枝湯

汗後惡寒虛不任 汗後惡寒虛也芍藥甘草附子湯下利後惡寒而踡手足溫小建中湯汗吐下後七八日不解發熱而渴時ㄑ惡寒表裡熱白虎湯大下後復發汗心下痞惡寒無汗先用桂枝湯然後攻痞尺寸脉微而惡寒此陰陽表裡俱虛不可更吐下可用小建中湯

脉微惡寒不可下尚宜發汗莫令深 脉微不可下如前症云惡寒不可下雖發汗亦微發之可也如陽明表未解未可下也則是惡寒雖尋常所為當重蓋以此別表裡不可不慎

亦有頭汗惡寒者柴胡加桂值千金 少陽頭痛發熱惡寒汗出小柴胡湯柴胡桂枝湯桂枝二越婢一湯

汗已惡寒心下痞附子增加入瀉心 仲景云心下痞而復惡寒汗出者附子瀉心湯主之

附惡風歌

病人衛中八方風脉緩而浮是本宗自與傷寒分兩證不堪例

作一般攻見風則懼乃風傷衛氣衛虛則腠理不容由是而惡也悉屬於陽無汗惡寒為傷寒有汗惡風為傷風當鮮表若裡症甚惡風未罷者亦當鮮表先桂枝湯汗不止惡風煩燥不得卧先防風白术牡蛎湯次小建中湯風温惡風不欲去衣骨節煩痛不得屈伸汗出短氣小便不利或身微腫甘草附子湯

第四十五證

背惡寒歌

背陽腹陰各異位陽弱惡寒多在背素問云背為陽腹為陰背惡寒者陽弱也
一則三陽合病生仲景云三陽合病額上生汗背惡寒者是一則少陰寒在外仲景云少陰病得之一二日口中和背惡寒者當灸之以附子湯主之欲識陰陽病不同口和不和各分配仲景云背惡寒口不仁者三陽合病也陽内陷則口燥渴又云口中和背惡寒者少陰病也口燥則内有熱口和則内有寒又云汗後惡寒脉細數浮遲嘔不止理中丸少陰病脉沉細惡寒者四逆湯若下利惡寒而踡手足温者小建中湯若

惡寒而踡時自寒不欲厚衣大柴胡湯合病口燥并不仁白虎抑陽是其對仲景云白虎治背寒抑退陽也少陰口和須灸之附子湯煎陰自退解在上

第四十六證

厥證歌

厥有冷厥有熱厥脉證須當仔細別冷厥纔病四肢冷脉但沉微身不熱冷厥初得病時便四肢逆冷脉沉而微身不甚熱也足多攣臥並惡寒引衣自覆仍不渴仲景云凡厥者陰陽之氣不相順接便為厥厥者手足厥冷是也故多足拘攣外惡寒引衣自覆不煩渴大便不秘或小便數無熱或瀉利清穀手足指頭微寒者謂之清此疾為輕理中湯已成陰厥者四逆湯脉不至者通脉四逆湯當歸四逆加茱萸生姜湯真武湯熱厥身熱頭且痛三四日內厥方發半日之間熱復內揚手擲足煩燥烈熱厥與冷厥自是不同冷厥纔病便厥熱厥必四五日內方發半日

之間熱復来也揚手擲足心中煩燥

要之熱深厥亦深熱微厥亦微相侵

仲景云傷寒一二日至四五日厥者必發熱前厥者後必熱厥深熱亦深厥微熱亦微此陽極則發厥其人身熱頭痛或大便秘小便赤或畏熱或飲水煩燥不得眠譫語昏憒應下之大柴胡湯大承氣湯隨輕重用之若大段輕者渴者白虎湯若發汗必口傷赤爛也

血氣不通手足冷醫人不識却疑陰其脉沉伏而更滑頭面有汗指爪温急便下之安可慢不然疑似禍相仍

沉伏而滑熱在內也四肢雖厥指爪必温皆陽實也急下之則愈切勿發汗又陰陽二厥脉皆沉所以使人疑也陰厥脉沉遲而弱陽厥脉沉而滑或云緊又陽厥指爪時一温陰厥則常冷也若未辨陰陽且與四順九試之若是陽厥便當見熱症若是陰厥則不發熱矣

又有正汗來相逼兩手一手忽無脉手足厥冷面不澤細辛甘草湯脫厄

朱肱云忽然兩手一手無脉手足厥冷者恐是正汗來故有此症用細辛甘草湯以助其汗汗出則可愈或服五味子湯或兼之成功忪職容切

以桂枝麻黄各半湯心下怔忪懼貌忪動不定也

心厥有水脉緊

厥時邪在裏仲景云傷寒厥而心下悸先治其水當與茯苓甘草湯以治厥不爾其水入胃必利又云病者手足冷脉乍緊者邪結在胸中心下滿而煩不能食當吐之宜用瓜蔕散發熱七八日身冷此名藏厥為難治仲景云傷寒脉微而厥至七八日膚冷其人不安此為藏厥非蚘厥也若蚘厥則其人當吐

第四十七證

結胸歌

病發於陽下之早熱氣乘虛心懊憹仲景云病發於陽而反下之蓋表邪未除而遽下之熱邪乘虛客於胸中所以成結胸者下之早故也按之石鞕頭項強此是結胸證分曉仲景云結胸者頭項亦強如柔痓狀下之則和又云其脉浮緊心下痛按之如石堅脉浮與大未可下先汗後下無顛倒仲景云其脉浮大不可下表未解下之則死又當用小柴胡湯先解表後攻裏也又大陷胸湯此藥太峻未可輕用可先用小陷胸湯或只實理中丸分理中焦最為穩當不得已可用大陷胸丸大率三部皆沉方用下

熱毒上攻結在胸枳實理中應恰好

大抵結胸未辨虛實先與只實理中九佳

大抵

結胸有五說大結小結并水結

有大結胸有小結胸有水結胸仲景云太陽病汗未解誤下之邪氣結於胸從心下至小腹滿痛不可近者大陷胸湯主之此大結胸也又云汗已行未全解病在心下按之痛脈浮滑者小陷胸湯主之此小結胸也又云但結胸無大熱者或飲水不散此為水在胸脇也但頭汗出者小半夏加茯苓湯小柴胡去棗加牡蠣湯又婦人有血結胸此熱入血室當刺期門服小柴胡湯血結胸喜忘小腹滿小便不利抵當湯

更有寒熱二證存熱實寒實宜區別

又云傷寒結胸熱實脈沉緊心下痛大陷胸湯主之煩渴脈實者三黃瀉心湯此熱實者也又云寒實結胸無熱症者三物白散只實理中九若為醫轉損致厥逆症者四逆湯結胸手不得近用陷胸等藥不效者宜只實理中九渴者加瓜蔞下者加牡蠣結胸嘔吐不已口有微氣者用針灸法症治論云諸結胸宜斟酌用藥不愈者增損理中九痞用只桔湯

此外有證名臟結寸浮關小沉細絕

仲景云飲食如故時時下利寸脈浮關脈小細沉緊名臟結舌上白胎滑者難治又考結胸是陽氣結藏結是陰氣結也

結者氣不宣通故心下痛藏結既是陰結則舌上白胎為胸中有寒而又時時下利是重陰也故雖飲食入故莫能治之王朝奉云可刺關元穴服小柴胡湯十可救一舌上滑胎不可醫痛引陰筋當死別仲景云病者脇下素有痞在臍傍痛引小腹入陰筋者此名臟結死也結胸之狀如痓病從心至臍不可近結胸者項亦強如柔痓狀又云從心以下至臍不可近大陷胸湯主之短氣懊憹并燥煩陽氣內陷非虛蘄蘄居嫩切固也蓋短氣者似喘非喘氣短不相接續也經曰微虛相搏則為短氣本虛症也仲景云膈內拒痛胃小空虛客氣動膈短氣煩燥心中懊憹心下硬則為結胸也大陷胸湯乾嘔短氣汗出不惡寒十棗湯風濕相搏汗出氣短小便不利惡風不欲去衣甘草附子湯水停心下短氣五苓散

第四十八證

痞證歌

痛為結胸否為痞關脉皆沉本同類玉函云發於陰而反下之因作痞傷寒論云病發於

陽而反下之熱入因作結胸病發於陰而反汗之因作痞蓋痛則為結胸不痛則為痞結胸與痞寸脉浮關脉皆沉

關上若浮且瀉心按結胸痞氣雖同而異結胸為實邪痞為虛邪也蓋表邪因下乘虛入於中焦但滿而不痛心下痞也按之濡為虛邪也關脉皆沉如關浮悪熱心痞者乃肝熱非痞也與三黃瀉心湯如太陽未觧表未散者先觧表後攻痞桂枝湯桂枝人參湯外証未觧心下妨悶者謂之支結關脉必浮宜小柴胡桂枝湯胸脇滿微結者小柴胡加乾姜牡蠣湯發熱嘔吐下利汗出而痞者大柴胡湯下之表症罷身凉不悪寒汗出發作有時頭疼心下痞引脇乾嘔短氣脉沉不浮十棗湯發汗吐下後心下痞噫氣不除胸滿而濡旋覆代赭湯有此証而或咳逆氣虛者先服四逆湯胃寒者理中湯次服旋覆代赭湯

發渴煩躁五苓對仲景云心下痞與瀉心湯其人口渴而煩躁小便不利溺澁服瀉心湯不效者乃停水非熱痞也五苓散主之

桔梗枳實湯最佳先與服之使行氣晉人治痞氣多作桔梗只實湯服之便差以其下氣故耳

下利雷鳴心下硬甘草瀉心湯可治仲景論中瀉心湯加減有五症皆為痞氣而設也但滿而不痛者宜半夏瀉心湯色黃手足温者黃連瀉心湯悪寒汗出者附子瀉心湯乾嘔食臭脇下

有水氣者生姜瀉心湯雷鳴心下硬心煩不安者此虛氣上逆也甘草瀉心湯久飲水過多成支結者用法夏茯苓湯

下利心中痞結時瀉心服罷病㥶期下焦有病人難會須用餘糧赤石脂下利心中痞服五瀉心湯而不止者當治其下焦赤石脂禹餘粮湯活人書論理中丸并生姜甘草只治其中焦病在下焦須餘粮石脂也結胸與痞皆應下表未除時莫妄投散痞三黃並枳實陷胸甘遂與乾姜活人書云傷寒大下後復發其汗心下痞而惡寒者表未觧也未可攻痞當先觧表表觧乃可攻痞兩項相同

第四十九證

發黃歌

寒濕在裡不能散熱蓄脾中成此患濕熱宿穀更相搏鬱塞不消黃色綻巢氏云寒濕在裡則熱蓄於脾胃腠理不開瘀熱與宿穀相搏煩鬱不得消則大小便不通故身體面目

皆變黃色又當汗不汗而生黃當利小便不利亦生黃夫脾胃屬土色黃主於肌肉濕熱相搏於陽明經陽明屬土故應於肌肉間而真色見也

頭面有汗劑頸止渴飲水漿胷莫聞仲景云但頭汗出餘處無汗劑頸而還小便不利身必發黃也

浮滑緊數脉來時茵陳五苓皆可選茵陳蒿湯五苓散皆可選用之

瘀血之證亦相類大便必黑此其異血證其間多發狂要須辯別無乖戾發黃與瘀血其症相似皆因瘀熱在裡故也但發黃者小便多不利瘀血則小便利小腹硬滿大便黑色仲景云太陽病六七日表症仍在脉微而沉反不結胸其人發狂者以熱在下焦小腹當硬滿小便自利者下血必愈所以然者以太陽隨經瘀熱在裏故也又云小便自利其人如狂者血症諦也用抵當丸或桃仁承氣湯輕者犀角地黃湯

白虎之證亦身熱大率異同難辯別白虎不能遂發黃蓋為周身汗發越白虎與發黃症亦相似但白虎周身有汗故不能黃發黃症則餘處無汗劑頸而還

更有中濕并中風發黃大抵亦皆同濕則薰黃身盡痛目黃風中氣難通

仲景云濕家之為病一身盡痛發熱身色如薰黃太陽中濕也梔子蘗皮湯麻黃連翹赤小豆湯初覺發黃以瓜蒂末搐鼻法喻水搐出鼻中黃水甚驗又有大便自利而黃者茵陳黃連梔子三物湯傷冷中寒脉弱氣虛小便如常變為陰黃理中加茵陳湯更云中風黃者但目黃氣難通也腹滿脉浮弦咳嗽潮熱小便不利脇痛短氣鼻中乾不得汗嗜卧此陽明中風也小柴胡湯往來寒熱小柴胡加梔子又主一身痛嘰者湯中加茯苓

第五十證

狂證歌

發狂二證當别白陽毒蓄血皆憑脉發狂有二症有陽毒發狂有蓄血發狂不可不辨

陽毒發狂多乾嘔煩燥脉實并面赤難經云重陽者狂重陰者顛蓋陽主動陽氣重盛則陰火虛矣精神悶亂故如見鬼神登高而歌棄衣而走踰垣上屋心發煩燥狂走妄言面赤咽痛或發斑或下利赤黃脉洪實或滑促治法必假酸苦寒涼以勝之令陰氣復大汗解矣葶藶苦酒湯陽毒升麻湯梔子湯桔梗大黃湯或黑奴丸但此藥非

火渴燥盛倍常者未可輕與也

蓄血如狂脉沉微但欲漱水不咽入小腹硬滿小便利不發寒熱大便黑仲景云陽明病七八日表症仍在脉微而沉反不結胸其人發狂者以熱在下焦小腹硬滿下血乃愈仲景云蓄血如狂者非若陽毒之狂亂也但病人無表症不發寒熱漱水不欲入咽小腹硬滿大便黑身黃脉沉結應小便不利今反利者知為蓄血也以抵當湯治之又云太陽病不解熱結旁光其人如狂其血自下下者愈外不解者桂枝湯外已解但小腹結急者桃仁承氣湯

大抵當汗而不汗熱化為血如何散血上蓄兮喜忘多血下蓄兮還悶亂素問云血上逆則喜忘血下蓄則内爭如狂陽明病喜忘必有蓄血腹硬身黃屎黑其人如狂抵當湯又無表裡症七八日脉雖浮數可下之假令已下脉不解消穀善飢六七日不大便有瘀血須用抵當湯 輕者犀角地黃湯茅花湯桃仁承氣湯

更有火刼發狂時桂枝救逆湯加減火刼者謂其不當用火而用之故謂之火刼凡傷寒汗不出服發汗藥至於再三而汗不行此津液内竭也其症固危若尋常汗症藥未至切而汗不行遽以火迫於床榻之下刼奪取汗炎氣薰灼邪熱交併变為驚狂等症然

實者煩燥不已虛者真元脫亡素問云脫陽見鬼脫陰目盲當量其虛實而解散之醫傷寒脉浮以火於床下或周身用火廹刼出汗其人亡陽謂之虛邪煩燥驚狂卧起不安用桂枝去芍藥加蜀漆壯蝌龍骨救逆湯此藥名救逆火刼亡陽致發狂姜棗同煎療危急或桂枝甘草龍骨壯蝌湯丸灸并燒針後症似火刼發狂者并用刼治之藥柴胡加龍骨壯蝌湯或金匱鳳引湯太陽汗下心下痞表裡俱虛復加燒針胸煩面青身瞤色黄手足温者可治少陰咳利譫火氣刼故也小便秘難宜流津液太陽中風以火刼之成實邪因火熱兩陽薰灼熱發於外身必發黄熱搏於內則小便難火熱大甚則手足燥擾捻衣摸床為難治小便利者火氣未劇尚可治也太陽以火薰之不得汗發燥不解必下清血名為火邪宜犀角地黄湯脉浮宜以汗解用火灸之邪無從出病從腰以下必重而痺名火逆麻杏薏甘湯

第五十一證

發斑歌

温毒熱病證兩般發斑隱疹滿身間仲景云風氣相搏則為隱疹身体痒為痒者為泄風

温毒冬月冐寒氣至春始發在皮端

此症乃冬月冐寒人受不正之氣至春陽氣盛發於皮膚之間為斑爛隐疹謂之温毒陽脉浮數陰脉實大用黑膏嘔者葛根橘皮湯身無大熱煩渴大便實或腹痛滿及生赤癮疹者有下症調胃承氣湯或黄連橘皮湯傷寒五六日生斑猪胆鷄子湯

熱病表虚而裡實熱毒不散錦紋斑不可發汗重開泄升麻湯葷可求安

巣氏云熱病在表已發汗未解下之太早熱氣乘虚入胃或吐下後下之太遅毒氣不散胃入胃中此皆發斑也又病是陽症而誤下熱藥多胃熱焦爛咽痛亦發斑也此為表虚裡實熱燥於外故發斑如錦紋凡發斑不可發汗令此瘡重開泄更增斑爛也其熱微者赤斑劇者黑斑赤斑者五死一生黑斑者十死一生如陽毒已深内外結熱舌巻焦黑鼻如烟煤煩燥狂言面赤發斑如錦五日可治六七日不可治陽毒咽痛俱宜升麻元参湯或白虎加人参湯大青四物湯升麻葛根湯咽痛者以紫雪細細嚥之下部生瘡咳而下利嘔吐清汁眼赤口瘡者黄連橘皮湯斑瘡豌豆瘡黄連一物煮濃汁服又方好青黛大如棗清水服之又青木香煮濃汁服瘡出煩痛者五物木香湯犀角大青湯芒消猪胆塗瘡若熱毒深入斑發紫黑是毒熱陷於内不可治矣

第五十二證

發喘歌

傷寒喘急是其常，先論陽明及太陽。太陽無汗麻黄證

仲景云太陽病頭痛發熱身疼腰痛骨節疼痛惡風無汗而喘者麻黄湯主之又太陽病下之微喘者表未解也桂枝加厚朴杏子湯又汗後不可更行桂枝湯若汗出而喘無大熱者可與麻黄杏子甘草石羔湯又桂枝症反下之利遂不止脉促者表未解也喘而汗出者葛根黄連黄芩湯似喘非喘徽心憒憒者生姜汁半夏湯

陽明潮熱小承湯

仲景云汗後潮熱短氣不惡寒腹滿大便實而喘屬陽明宜下小承氣湯主之

水停心下喘而咳，加减青龍必可當

仲景云傷寒表不解心下有水氣發熱而咳或渴或利或小便不利小腹滿而喘此乃水為至陰其性則寒病有內熱得水則消燥之若身熱內寒得水則兩寒相持故水停心下用小青龍湯以乾姜細辛半夏之類行其水也病在陽當以汗解反以冷水潠之其熱不得去彌更益堅肉上粟起欲水反不渴用五苓散傷寒心下有水氣欬而喘熱不渴服湯已渴者此寒去

欲解小青龍湯太陽汗後飲水多欬而微喘小青龍去麻黃加杏子湯傷寒厥而心下悸小腹滿者小青龍去麻黃加茯苓湯若少陰腹痛小便不利四肢疼痛下利此有水氣或欬嘔真武湯結胸無大熱此水結在胸脇但頭汗出徧身無汗者大小陷胸湯此陰生內寒當溫之也又中風發熱六七日煩渴欲飲水水入即吐有表裏症名水逆五苓散又太陽陽明喘麻黃湯

陰證喘時須喘急返陰再輩用爲良陰症喘與陽症異其喘必急返陰丹主之若喘促脈伏而厥此陰陽相背非吉兆也始以五味子湯和之取其酸收甘緩之意倘汗出髮潤身汗如油喘不休者肺絕也不可治矣

第五十三證

發渴歌

脉浮而渴太陽病有汗而渴陽明證渴而自利屬少陰三者不同須審訂仲景云傷寒脉浮發熱無汗而渴表未解太陽病也發汗已汗出多而渴者陽明病也又云少陰病其人欲吐復不得吐而煩但欲寐又云不得眠五六日自利而渴者屬少陰此三症渴雖同其病則異也二陽解在下若少陰下利

欬而嗌渴者猪苓湯汗多者不可與少陰自利而渴小便色白下焦虛寒也甘草乾姜湯下利者白頭翁湯

自非大渴莫與水小渴唯宜滋潤爾若令劇飲心下滿變成水結難調理仲景云傷寒病胃中乾燥煩不得眠其人欲飲水當少飲之胃中和則愈大率汗之有二一則熱盛於內銷鑠津液而然二則汗利過多耗奪津液而然治之當損其有餘益其不足傷寒始傳三陽則未渴及傳三陰熱氣漸深則渴矣若病至六七日而渴欲得水者可少與之此為欲愈凡渴欲水不可逆但勿令極意也

渴太陽無汗休供白虎湯汗後脉洪方可與此證思之要審量仲景云太陽脉浮發熱無汗渴表未解不可與白虎湯宜小柴胡湯半表半裡症惡風脇滿而渴小柴胡湯太陽病汗後作渴或七八日不解表裡俱熱惡風大渴舌上乾燥欲飲水方可行白虎但汗後脉須洪大而渴亦須白虎加人参湯太陽病服桂枝湯大汗出煩渴者白虎人参湯中喝手足冷汗出煩渴病四肢不收白虎加人参湯太陽已汗復下胸滿小便不利而渴往來寒熱心煩柴胡桂枝干姜湯太陽表不解心下有水氣渴者小青龍去半夏加括蔞根湯

渴陽明有汗且休供五苓小便不

利汗仍少脉浮而渴用為精仲景云陽明病汗多而渴者不可供五苓與猪苓湯以汗多胃中燥猪苓復利其小水故也又云若脉浮發熱渴欲飲水小便不利五苓散主之猪苓湯亦主之渴欲飲水水入即吐名水逆五苓散頭汗出而渴小便不利必發黃茵蔯五苓散陽明有汗不大便而慪脇下滿手足温舌上白胎而渴小柴胡半夏易瓜蔞根湯竹葉湯風温汗出而渴括蔞根湯

陽毒躁盛黑奴用中暑黃連圓酒蒸陽毒發狂煩燥大渴潮熱咽痛黑奴丸不大渴者不可與千金方也酒熱黃連丸活人書云二藥雖非仲景之方然治陽毒中暑最效

第五十四證

吐血歌

諸陽受病蘊邪熱在表當汗汗不發巢源有云吐血者皆由諸陽受邪熱初在表應發汗而汗不發致使熱毒入深結於五臟內有瘀積故吐血也

熱毒入深結在中瘀血既停須吐血輕者犀角地黃湯重者抵當方能絕小品犀角地黃湯主傷寒及温病應發汗而不

發內蓄瘀血則衄及吐此湯主之脈實者桃仁承氣湯三黃
瀉心湯栢皮湯地黃散瘀血甚者抵當湯
尺下寸口脈沉遲吐血升麻安可缺陽毒升麻湯症云吐下之後便成陽毒故用二藥或
吐血下痢其脈寸口沉遲尺脈不至面赤班如錦紋咽喉不利
唾膿血麻黃升麻湯二藥主之又脈遲細其人無熱所吐血色
皆紫黑血寒則凝也理中湯主之詳其治法當汗不汗熱毒漬
於血經血熱甚故治以寒涼若寒氣血凝則當溫之使血得熱
則行不可不知又服桂枝湯吐膿血者宜用犀角地黃湯

第五十五證

衄血歌

太陽陽盛必須衄衄已解時何幸福巢氏云脈浮緊而熱其身無汗自衄者愈蓋太陽病
有因衄血而自解者浮緊無汗係麻黃浮緩自汗枝桂屬二者服之不中
病服尚如前宜再服仲景云傷寒脈浮緊不發汗因而衄者麻黃湯主之自汗脈浮者宜桂枝湯也麻黃

桂枝正分表裏若服之不愈而脉仍如前尚宜再服此活人書之意也予謂此候不可不慎細詳仲景之書云陽明病口燥但欲飲水不咽入者此必衂家不可攻其表汗出額上陷直視不得眠不能眴又云衂家不可攻其表汗出則寒慄而振

衂後脉微血已虛　慎勿服之令病篤　且看犀角地黃湯　不止茅花須穎速

若脉微血虛則麻桂二方皆不可用也小品犀角地黃湯活人書云茅花湯皆可用或黄芩芍藥湯衂而渇欲飲水水入即吐先用五苓散次用竹葉湯

陰證本來無此候　少陰強發紅來觸下　厥上竭不可醫　血流口鼻或耳目

蓋血本為陰為氣変則成汗血與汗一也太陽表邪未盡得衂即解經曰其人發煩目瞑劇者必衂得血乃解千金鼻病論云此時行衂不宜斷之如三四升以上恐多者可断即以龍骨研末吹之九竅出血皆可用此因陽盛劇故也若少陰病不當汗而強汗之必衂或從口鼻耳目中出是為厥竭難治

第五十六證

吃噫歌

噦比吃噫重

胃氣為噦名吃噫吃声啞語難也噫胸氣飽出息多因吐下緣虛極古人方書無吃字惟有噦朱肱以噦者吃氣也橘皮乾姜退陰散或灸乳下皆得力脉微細咳逆者逆氣謂之咳逆逆食謂之嘔逆胃寒者橘皮乾姜湯半夏生姜湯羌活附子湯治症論云嘔噦手足逆冷者小橘皮湯嘔噦胸滿虛煩不安大橘皮湯不瘥灸期門婦人屈乳頭向下盡處骨門丈夫及乳小者以一指為率男左女右艾炷如小豆許三壯陷中有動脉是穴若水寒相搏咳逆小青龍去麻黃加附子湯又有陽明小柴胡視其前後部何如小柴胡主陽家噦或用陳皮竹茹湯陽明中風脉弦浮潮熱而噦小便難小柴胡加茯苓湯脉浮洪或不熱症而咳逆者火熱奔急上行肺不得納故也甘草瀉心湯仲景云傷寒噦而渴者視其前後知何部不利利之則愈前部小便不利猪苓湯後部大便不利調胃承氣湯若少陰失下咳逆乃大便實小承氣湯藥無效者硫黃鰻法因虛攻熱必生噦仲景言之豈妄歟仲景云其人本虛攻其熱必噦噦火外切又於月切逆氣也更有一證欲作汗陰陽升降致屯如胃氣上逆無休止逡巡中汗自然除龐安常云

經曰趺陽脉浮則為氣餲脉滑則為噦俗名吃噫若寒氣客於中氣不伸則當逐寒以温之熱客於中氣不伸則當逐熱以引之若胃有寒又飲以水水寒相搏而成咳逆則當温之倘加以頭汗譫語腹滿微汗又見咳逆此危殆甚矣

第五十七證

譫語歌

實則譫語虛鄭聲兩般相似最難明仲景云實則譫語虛則鄭聲鄭聲者重語也直視譫語而常滿者死下利不止亦死

大小便利手足冷更兼脉細是虛形此鄭聲之症也但二者虛實全凭水道斷之故曰實則可下虛則不可實者胃有燥屎也虛者胃虛腸自利也惟宜柴胡湯若外見陰症白通湯又發汗多亡陽因虛譫語者不可下宜用柴胡桂枝湯傷寒八九日下後胸滿煩驚小便不利身重不可轉側柴胡加龍骨牡蛎湯濕温妄言白虎加蒼术湯或已得汗而譫語者邪留心包絡也知毋麻黄湯柴胡桂枝湯

脉來洪數二便秘譫語為因實得名譫語之證本非一或因下

利或胃實 仲景云下利而譫語為有燥屎承氣湯主之又云陽明病其人多汗津液外出胃中燥大便必堅堅者譫語三承氣湯主之身熱四五日大便秘小便赤譫語昏憒反發厥者陽厥也大柴胡或大小承氣湯便秘譫語惡熱白虎湯

三陽合病或瘀血或是熱入於血室 仲景云三陽合病腹滿身重難以轉側口中不仁面垢遺溺譫語脈滑實不可下宜白虎湯若火迫而致譫語者亦用白虎湯又脇下滿如結胸狀其人譫語此熱入血室又云晝夜譫語喜忘小腹滿小便不利男子為瘀血婦人為熱入血室抵當湯又瘀血狂言小便自利大便實小腹痛手不可近抵當湯又婦人傷寒發熱經水適來晝則明了夜則譫語如見鬼狀此熱入血室小柴胡湯合之又服湯遲熱入胃中上焦不祟成血結熱伏當刺期門

大抵發熱陽脈生反見陰脈斯為逆 此即前云譫語症有實有虛實者易治虛者難愈實者胃熱上乘於心神氣昏亂語言訛謬反瘀血攻衝脈行大數劇則不識人當下之此為順虛者汗多亡陽或吐下之後重虛陽氣及風溫之症重發其汗以致陽脫陰勝又見沉微之脈為逆此是為陽病見陰脈則危殆矣

第五十八證

煩躁歌

傷寒煩躁證如何，陽明證與少陰科。陽明脈長大便秘，

煩為內不安躁為外不寧煩躁有二陰為陽所勝則脈浮大熱而渴乃陽症也治以寒涼陽為陰所勝則脈沉微而利乃陰症也治以溫熱或陰極而躁愈增此陰發躁熱發厥極則反也有煩躁面赤而脈沉謂之面戴陽此下虛也不可便為躁熱遽投寒涼之劑當以脈別之可也一云煩為擾亂心中懊憹欲吐之貌躁為忿怒手起足動卧起不安有陰陽虛實之別心熱則煩陽實陰虛腎熱則躁陰實陽虛煩為熱輕躁為熱重先發煩而漸至躁者為陽症不煩便發躁者為陰症又按成耶攝云煩熱也躁亂也若忿躁之躁從煩至躁為熱來有漸則猶可治不煩而躁則氣欲脫而爭也譬如燈將滅而暴明其能久乎又有結胸煩躁及吐利四逆而煩躁下利厥逆而煩躁惡寒踡卧脈不出而煩躁者皆不治也又陽明脈長自汗出醫復重發其汗其人微煩不了了者此大便堅也五六日不大便繞臍痛煩躁發作有時此有燥屎也重者用大承氣湯日無大熱此為陽去入陰黃連阿膠湯惡寒而踡時々自煩欲去衣者大柴胡湯

傷風之候太陽多，

仲景云中閑脈浮身熱而煩太陽脈症也

太陽無汗煩躁大青龍湯汗後煩躁不得眠欲水者少少與之若煩躁消渴通用五苓散太陽病服桂枝湯煩不解者宜刺風池風府却與桂枝湯又云服桂枝湯後大煩渴不解脉洪大者白虎湯又太陽中風不得汗煩躁者邪在表也沖和湯

陰盛陽虛亦煩躁少陰之證莫令訛

尺寸俱沉手足厥自利煩躁少陰脉症也大抵陰盛陽陽虛亦煩故少陰症多煩躁少陰腎也腎惡躁故熱邪傳入腎經則煩躁宜矣少陰吐利手足厥逆煩躁欲死者吳茱萸湯少陰心煩躁不得卧黃連鷄子湯下利咽痛而煩滿猪膚湯下利咳而嘔煩渴不得卧者猪苓湯又有不煩便躁悶者此陽盛格陰一云陰盛拒陽欲於泥水井中卧欲水不入口者四逆湯又傷寒六七日無大熱陰盛隔陽身冷脉細煩躁不飲水霹靂散飲水者不可與又微發汗躁不得眠與大下後復發汗晝煩躁不得卧夜安靜身無大熱不渴不嘔先表症脉沉微此陽虛乾姜附子甘草湯發汗若下之病不解煩躁者茯苓四逆湯心中悸而煩小建中湯自汗心煩小便數芍藥甘草湯

汗下而煩醫者誤

仲景云傷寒可下發汗虛煩脉甚微八九日心下堅痞經脉動惕者久而成萎又云太陽不得汗醫以火劫發汗火熱入胃此劫令煩躁也小柴胡加牡蠣湯

病解而煩氣未和更有虛煩

宜竹葉莫作傷寒致誤佗孫兆云虛煩熱病與傷寒相似得病二三日脉不浮不惡寒身不疼痛但熱而煩非表候不可發汗如脉不緊實病但熱或不煩非裏實不可下汗下必危損竹葉湯主之其病自愈

第五十九證

懊憹歌

傷寒懊憹意忡忡懊於告反憹奴涷切心下懊惱亂不安鬱悶不舒之貌或實或虛病胃中

結胸下早陽內陷陽明誤下內虛空懊憹症有三此二症胃中因下空虛而致也乃表症誤下正氣內虛客氣動膈短氣煩躁心中懊憹陽邪內陷於心胸之間輕則為懊憹重則為結胸此病在心胸則宜吐熱結在府則宜下此治法也陽明病其脉浮緊下之則胃中空虛客氣動膈虛煩不得眠劇者反復顛倒或舌上白胎其外有熱手足溫而不結胸短氣煩躁心中懊憹飢不能食頭汗出梔子豉湯吐之若渴欲飲水用白虎湯客氣動膈心中

燥梔子湯兼大陷胸陷胸湯主結胸症也梔子湯主胃虛症也胃中燥屎宜承氣腹

滿頭堅不可攻此一症胃中下後有燥屎也仲景云胃中有燥屎者因陽明病下之致心中懊憹微煩故也可攻宜承氣湯主之其人腹微滿頭硬後燥者不可攻又陽明無汗小便不利心下懊憹必發黃茵陳湯利之

第六十證

怫鬱歌

怫鬱有虛亦有實要須仔細明證脉怫音佛燥屎者實也吐下者虛也燥屎惟宜承氣湯仲景云病者小便不利大便乍難乍易時有微熱怫鬱不得臥有燥屎故也承氣湯主之吐下虛極胃寒疾仲景云傷寒大吐下後極虛復極汗者其人外氣怫鬱復與之水以發其汗因得噦所以然者胃中寒冷故致此也桂枝參苓湯宜火薰汗出目須黃仲景云寸口脉陽浮陰濡而弱醫以火蒸鬱令汗出客熱因火而熱發怫鬱蒸肌膚身目為黃二陽併病面還赤仲景云二陽併病太陽初得病時先發其汗汗出不徹因轉屬陽明續自微汗出設面色緣〻正赤者陽氣怫鬱當解之薰之也解肌湯脉來洪大榮氣長仲景云寸

口脉洪而大者榮氣長榮氣長則陽盛怫鬱不得出声

第六十一證

隨經醫治何由失

驚惕歌

驚惕者卧起不安躁狂驚走瘈瘲驚癇

傷寒何故生驚惕吐下温針或火力或因吐下或因温針或因火劫

下之譫語壯蜊湯傷寒八九日下之胸滿煩驚小利不便譫語一身盡痛不可轉側者柴胡壯蜊龍骨湯

妄用温針於理逆太陽傷寒加温生驚惕也

風温被火多瘛尺世切亦作瘈瘲子仲用切

仲景云風温被火微發黃色劇則如驚癇時瘛瘲若火薰之一逆尚引日再逆促命期

陽明被火汗流出

仲景云陽明病被火額上微汗出不惡寒加温針者必怵惕煩躁不得眠

脉浮火劫必亡陽傷寒脉浮醫以火迫劫之亡陽必驚狂起卧不安者桂枝去芍葯加蜀漆壯蜊龍骨救逆湯

三者不同同此疾

少陽中風耳無聞吐下驚悸常惕惕少陽中風兩耳無聞赤目胸滿不煩吐下則悸而驚

第六十二證

心悸驚

傷寒心悸有多端大抵三陽不一般心悸者乃心中築築然動怔忡惕而不自安也如人將捕之狀內常有驚惕忽然不常有也仲景云此症有八九皆屬三陽其由有三一氣虛二停水三汗多氣虛神弱心不自持一也水氣承心心火思水二也汗為心液液去空如魚無水三也各隨其症以療之

太陽便利多飲水太陽病小便利者以飲水多小便少者水承心下必苦裏急也水氣承心振寒而悸茯苓甘草湯厥而心下動悸者怔忡也先治水茯苓甘草湯

陽明煩嘔小便難傷寒五六日中風往來多熱心下悸小便不利心煩喜嘔小柴胡湯主之

少陽吐下仍虛悸少陽中風兩耳無所聞目赤胸滿而煩不可吐下吐下則悸而驚

誤汗煩時胃內乾傷寒其脈洪細脇痛發熱此屬少陽不可發汗發汗則譫語為屬胃胃和則愈胃不和則煩而悸也小柴胡湯主之

脈來結代炙甘草傷寒脈結代心動悸炙甘草湯主之

小建中行三

日閒傷寒二三日心中悸者小建中湯汗過自冒桂甘證肉瞤真武定須安二乃汗過而悸也仲景云發汗過多其人叉手自冒心心下悸欲得按者桂枝甘草湯又云太陽病發汗汗出不解其人仍發熱心下悸頭眩身瞤動振振欲擗地者真武湯又云發汗腹下悸欲作奔豚茯苓桂枝甘草大棗湯又曰

歌

動悸原來有九證臍下奔豚桂朮苓汗後發熱身瞤動真武湯功可准憑煩悸小柴和胃府心乘水悸茯苓行

第六十三證

冒悶歌

二陽併病必須冒宜刺大椎當慎表仲景云太陽少陽併病頭痛或眩冒時如結胸痞硬當刺大椎第一間肺俞肝俞慎不可發汗下利面赤脉沉遲汗出心中常鬱悒仲景云下利脉沉遲其人面少赤者身有微熱下利清穀鬱冒汗出吐下汗後或動經傷寒吐下後發汗虛煩脉

甚微八九日心下痞硬氣上冲咽喉欝冒經脉動惕者久而成痿

汲水灌身那得好

仲景云榮衛中風醫為大熱解肌發汗熱不止又汲水灌其身慄〻振寒則以重被覆之故汗出而胃

汗出表裡已先虛汗出表和瘥可保

大陽病下之不愈復發汗表裡俱虛其人必冒汗家自出愈所以然者汗出表和故也

第六十四證　乾嘔歌

陽明胃絡從頭走氣上逆行須便嘔

嘔者胃不和也胃之絡從頭走至足今氣上行而逆故嘔也嘔而有物為嘔無物為乾嘔嘔本屬胃胃之上脘是謂陽上為受納之府裏氣不和或為熱嘔或為寒嘔故不能納又不能出乃乾嘔也千金云嘔家多服乾姜取其散逆氣也金匱要畧多用半夏取其散水氣也此乃治乾嘔之大法陽明

多嘔小柴胡

傷寒五六日中風往来寒熱心煩喜嘔或胃中煩而不嘔或胸脇滿而嘔或日晡發潮熱或得湯反劇者小柴胡湯又胸脇滿而嘔吐日晡發潮熱加芒消又嘔吐不止心下急欝〻微煩大柴胡湯孫真人云生姜是嘔家聖藥

小柴胡湯專主嘔也

胸中有熱黃連候仲景云傷寒胸中有熱胃中有邪氣腹中痛欲嘔吐者黃連湯主之

水停心下茯苓甘發熱吐下後心下逆滿者茯苓甘草湯又表不解心下有水氣乾嘔者小青龍湯活人書云嘔食為嘔吐水為吐也渴欲飲水水入即吐名水逆五苓散發汗後水藥不下為逆或諸嘔吐穀俱小半夏湯又胸中喘而不喘似噦不噦似嘔不嘔徹心憒憒然無奈者生姜汁半夏湯身涼汗出兩脅痛乾嘔十棗湯若患嘔而復脚弱或疼乃是脚氣當作脚氣治之

先嘔後渴五苓救仲景云嘔而渴者五苓散主之猪苓湯主之嘔而後渴者此為欲解當少與之水先渴後嘔為水停心下此屬飲家柴胡不中與也赤茯苓湯主之

汗後餘熱竹葉湯汗後虛煩嘔逆者竹葉湯有餘熱在胃脘而嘔者竹葉加生姜汁嘔噦手足逆冷者小橘皮湯嘔噦虛煩者大橘皮湯

煩虛梔子豉湯授煩虛者梔子豉湯主之得吐勿服餘者嘔而有癰膿者不可治嘔膿盡乃愈

又有少陰嘔證存真武湯中加減否仲景云少陰病二三日不已至四五日腹痛小便不利四肢沉重疼痛而利此為有水氣其人或咳或小便自利或下利或嘔者真武湯去附子加生姜汁主之或利不止厥逆無脉乾嘔煩者白通加猪胆

汗湯脈微者白通湯裡寒外熱脈微欲絕或乾嘔者通脈四逆湯再用葛根半夏湯太陽陽明合病嘔太陽陽明合病嘔者葛根加半夏湯太陽少陽同病者黃芩半夏生姜有二陽合病自利而嘔黃芩半夏生姜湯

第六十五證

吐逆歌

吐有冷熱兩證異內脈外形當仔細有聲曰嘔無聲曰吐嘔則旋出吐則頻出大率表邪欲傳裏裏氣上逆則易嘔故表裡症多云嘔也吐則飲食入口即吐是也嘔有熱有寒或嘔而渴虛煩發熱而嘔吐者此屬熱也用小柴胡湯之類嘔而胸滿乾嘔吐涎沫頭痛膈上有寒者方屬寒也用四逆之類吐則雖緣多寒必多溫之如水逆水飲當用茯苓半夏寬中行水之類

煩渴脈數手心熱此是胃熱之所致孫尚云脈數手心熱煩渴者胃熱也竹茹湯症胃熱乾嘔雖有陽明症不可下宜桔梗湯

曾經汗下關脈遲胃中虛冷

理中治肝脉遲胃虛也理中圓及湯主之不飲水而吐者湯中去朮加生姜自汗頭痛身熱乾嘔者桂枝湯

膈上寒痰四逆湯身涼汗出兩脅痛乾嘔不惡寒此表解而裡未和也膈上有寒欲乾嘔者不可吐當溫之

宜四逆湯乾嘔胸滿吐

涎沫頭痛者吳茱萸湯

汗後虛煩竹葉巳汗後虛煩嘔吐者竹葉并橘皮湯症

少陰欲吐復不吐必定吐之當審記仲景云少陰病其人飲食入則心中嗢嗢欲吐復不

得吐始得之手足寒脉弦遲此胃中實也不可下當吐之

第六十六證

霍亂歌

嘔吐而利名霍亂仲景云病有霍亂者何也答曰嘔吐而利此名霍亂猶飲食過度胃土不能勝加以陽盛此

於外陰生於內暑與陰相搏陰陽交爭吐利并作揮霍撩亂也

邪在上焦吐而不利邪在下焦利而不吐邪在中焦既吐且利

所以此疾多生於醉飽盛於夏秋縱寒月有之亦猶伏暑而然

脉候雖沉手足雖厥亦不可遽用熱藥若煩渴甚者當以五苓

散治之先分利陰陽不得已而用溫藥當稍涼服之蓋邪熱過
熱亦相競也近世劉守真用益元散亦此義也又有乾霍亂者
上不得吐下不得利所傷之物
不得出正氣隔絕多不可治 四肢逆冷誠斯患寒不多飲理
中圓熱多而渴五苓散仲景云霍亂而頭痛發熱身體痛熱多
欲飲水者五苓散主之小柴胡亦可寒多
不飲水者理中圓主之轉筋者加石膏又云吐利 吐利止而身
汗出發熱惡寒四肢拘急手足厥四逆湯主之
體痛桂枝和解最為善汗後霍亂而身體痛重者桂枝湯主之
又云吐利止汗出而厥四肢拘急脈微
欲絕者通脈四逆加猪胆湯 暑月忽然心撮疼兩脚轉筋多冷汗上吐下利
并躁煩水沉香薷煎數盞暑月陰陽不和清濁相干食飲飫飽
傷於脾胃而又取涼就冷陰陽交錯
變成吐利三焦溷亂腹中撮疼大渴而煩兩脚轉筋者香薷散
主之又吐利大渴煩燥冷汗自出兩脚轉筋尺脈沉弦手足微
厥此暑症也人參白虎湯近來用回生湯亦效藥俱冷服但熱
症霍亂不可用附子等熱藥如抱薪救火也只可用白虎湯及
解表藥俱冷服

第六十七證

頭疼歌

三陽往往病頭疼，隨證醫治各異能。頭疼多屬太陽經，其脉最長，三陽之邪皆得犯之，猶三陽經絡上至於頭，故頭疼也。然三頭疼不若太陽專主也。

太陽身熱麻黄證，仲景云：太陽病頭疼發熱，身痛無汗而喘者，麻黄湯主之。若脉浮緩，有汗惡風，宜解肌桂枝湯。已發汗未發汗，頭疼如破，連鬚葱白湯、葛根葱白湯。頭疼小便清，知不在裏，當汗，桂枝湯。發熱頭疼似瘧，為欲愈，麻黄桂枝各半湯。

惡熱陽明胃氣蒸。仲景云：陽明病，手足若厥者，其人頭必痛；若不嘔不飲，手足不厥者，其頭不痛。又陽明症不惡寒，反惡熱，五六日不大便，胃實燥渴，熱氣上攻，頭目脉實者，胃氣所蒸也，調胃承氣湯主之。

少陽受病脉弦細，小柴胡證自分明。仲景云：傷寒其脉弦細，頭痛寒熱往來，此屬少陽，不可發汗，發汗則詁語，為屬胃，胃和則愈，不和則煩而悸，小柴胡。

三陰太少無頭痛，為是厥陰之證形。三陰之中，太少脉至頸胸而還，不上於頭，則無頭痛，惟厥陰上入項額連目系出額系絡於巔頂故有頭痛若厥陰得浮脈是為陰病見陽可生矣厥陰乾嘔頭痛吐涎沫呉茱萸湯主之厥陰頭疼脈欲浮為欲愈不愈用小建中湯若頭疼入連於腦手足寒而脈沉細可作腎氣厥逆治之若手足俱青為真頭痛必死

非時忽有瘖首疾瘖音消出周禮必是停痰濕氣蒸停痰濕氣亦令頭痛若發熱脈緊不大便是膈上有痰瓜蒂散吐之頭中寒溫濕家鼻塞身重而頭痛瓜蒂搐鼻法

副項強

邪犯太陽頭項强傷風項背强有汗不惡寒名柔痓桂枝葛根湯結胸悞汗細推詳太陽感邪表症也發散則結胸項强大陷胸湯主之

陰毒脈沉并短氣咽同心腹痛難當吐利身疼肢厥逆正陽附子二湯方陰毒脈沉少陰背惡寒口中和身如被杖附子湯陰毒傷寒面青心硬肢冷正陽散

四更有天行復作熱晚腰苦楚項多强身重沉沉不堪任生姜豉與葛根湯

副身體痛

脉緊而浮身體痛太陽經病不堪任更兼中濕并風濕若是陰家脉帶沉太陽脉浮身痛無汗雖是表邪未解又有濕浸發汗不同如發熱惡寒頭疼身體痛脉浮緊冬月麻黄湯餘月羌活冲和湯中湿身痛小便不利大便反快者甘草附子湯小便利者朮附湯中濕身痛小便不利五苓散又云太陽之痛但拘急耳中濕之痛不可轉側陰毒之痛体熱沉篤究如被杖以此別之

清便自可身疼痛救表元來有桂枝若還下利多清穀四逆投之不必疑戴兩感條身如被杖名陰毒須向陰中調理之汗後有時加霍亂渾身疼痛脉沉遲凡諸汗後解肌者桂枝湯若陰毒厥逆下利身如被杖唇青面黒甘草湯四逆湯真武湯附子湯又汗後身痛不休少與桂枝湯汗後身疼痛脉沉遲者黄芪建中湯桂枝芍藥人參湯桂枝芍藥半夏生姜湯又汗後霍亂身痛亦屬桂枝湯又一身盡痛發熱面黄七八日熱結在裏有瘀血也桃仁承氣湯如身痛又身重者手陽明有風也葛根湯

第六十八證

脇痛歌

少陽胆經循脇過邪入此經痛無那仲景云少陽經絡循脇貫耳因邪在此則脇痛而耳聾又胸滿者胸中氣塞滿一心也非心下滿脇滿者脇筋下氣填脹滿也非胸中滿也蓋邪自表傳裏必先胸脇以至心腹入胃是以胸滿多帶表症宜微汗惟脇滿多帶半表半裏小柴加枳桔和之胸中痰實者涌之胸中結實燥渴大便閉者下之

乾嘔微利欬發熱表水青龍加之妥傷寒表裏有水或熱邪偏注多令脇痛乾嘔微利發熱而咳表有水也小青龍加蕘花

心下堅滿引脇痛十棗醫治定須可仲景云太陽中風吐下嘔頭痛心下痞堅滿引脇下痛表解裏未和也十棗湯量其虛實主之

陽明堅滿大便結項强不食并潮熱因而轉入少陽經唯小柴胡湯最切仲景云陽明病不大便脇下堅滿舌上有胎者可與小柴胡湯又云項强脇下滿者可與小柴胡湯又云傷寒五六日中風往來寒熱胸脇苦滿默默不與

欲食小柴胡湯主之又云陽明病不解轉入少陽脇下堅滿乾嘔者小柴胡湯主之

磨賺氣尤為切賺氣散五磨飲係局方病人痞積貫臍傍痛引陰筋名臟結仲景云病者脇下痛素有痞積在臍傍痛引小腹入陰筋者名臟結

第六十九證

腹痛歌

腹痛有實亦有虛要觀證與脉何如尺脉帶弦并泄利陽明虛痛建中須仲景云傷寒陽脉濇陰脉弦法當腹中急痛先與小建中湯蓋坤為腹純乎陰也故太陰病則為腹痛自利脉弦微手足温而不渴此內寒也故可温之少陰洩利厥逆脉微不渴亦內寒明矣若關脉沉實大便硬臍腹痞悶喘滿疼痛者則當下之若時痛時止乃發於陰下之早因而腹痛亦未可遽下之且與小建中温之不差與小柴胡去黃芩加芍藥

關脉若實大便秘更加腹滿實中居六七日不大便繞臍腹痛煩燥發作有時為有燥屎

宜大小承氣湯

陰證腹痛四逆散仲景云少陰病四逆其人或欬或悸小便不利或腹中痛泄利下重者四逆散主之腹中痛者加附子少陰病厥逆或利四逆加五味乾姜少陰病下利清穀不惡寒面色赤裡寒外熱脉微欲絕或脉不出腹痛通脉四逆湯主之少陰病二三日不已至四五日腹痛小便不利真武湯主之若四肢沉重疼痛自下利者此有水氣或欬或嘔或大便利此本小建中湯

下之腹痛桂枝祛太陽病醫反下之因爾時痛腹滿時痛屬太陰也桂枝加芍藥主之大實痛者加大黃

胃中有邪胸中熱嘔吐黃連湯可除仲景云傷寒胸中有熱胃中有邪氣腹中痛欲嘔吐者此上熱下寒也黃連湯主之

第七十證

咽痛歌

咽痛陰陽各異宜要須脉證兩叅之脉浮而數吐膿血此是陽毒之所為咽痛有寒有熱太陰之脉絡於咽嗌咽主納受太陰脾土之氣邪熱乘之乃主咽痛若汗多下利虛而生

熱亦能咽痛也若傷寒脉浮數而大吐膿血千金外台有烏扇膏治之咽痛口瘡赤爛蜜漬黄蘗汁升麻六物湯又云陽厥應下反發汗則口赤爛

脉沉兼細手足冷或加吐利少陰兮

仲景云少陰咽痛而復吐冷又云少陰腹痛脉沉細猶有熱咽痛者黄連龍骨湯少陰脉微弱而咽痛無熱必下利先用半夏桂甘湯四逆湯下利不止手足冷咽痛無熱症四順湯

少陰陰陽脉俱緊亡陽汗出要醫治

仲景云脉陰陽俱緊而反汗出曰亡陽屬少陰法當咽痛通用猪膚湯甘桔湯

又有伏氣之為病非時寒冷着人肌

咽喉先痛次下利作腎傷寒方可醫

仲景云伏氣之病以意候之今月之內欲有伏氣如非時暴寒伏于少陰之經脉微弱而咽痛次必下利古謂之腎傷寒非喉痺也病人云實候中痛雖爾今復欲下利先用半夏桂甘湯次用四逆散一二日當瘥應少陰經傷皆謂腎傷寒也亦多表裏無熱但苦煩憒默默而極不欲見光明有時腹痛或脉沉細舊用四順湯古人恨其熱而不用又云腎病而體猶熱者用黄連龍骨湯若已十餘日下利不止手足微冷無熱症者用四順湯諸方書中俱不曾載黄連龍骨湯乃黄連鷄子湯去鷄子加龍骨半兩也四順湯元即理中加甘草一倍也

第七十一證

欬嗽歌

咳嗽諸經要辨明太少陽明與少陰

肺為五臟華蓋猶覆釜之器專主於氣象之清濁既分則無嗽清氣不分濁氣上干於華蓋加以恊水停飲肺不得清則為嗽矣或用杏子阿膠者蓋欲分清也若太陽少陽在表之邪入於肺氣則當發散而愈若陰症停寒法當溫之

太陽停水青龍候

仲景小青龍二症表未解心下有水氣乾嘔發熱而咳者小青龍湯主之又云汗後停水心下有水氣咳嗽而喘去麻黃加杏子湯又小便不利小腹滿者小青龍去麻黃加茯苓湯

小柴治咳值千金

仲景云中風七八日心下悸小便不利身有微熱或欬者小柴胡湯主之太陽發熱嘔噦而咳小柴胡湯少陽往來寒熱胸脇滿痛或泄利而咳嗽小柴胡湯去人參大棗加五味乾姜

陽明能食咽必痛咳時頭痛定難禁

金匱云冬陽明但頭眩不惡寒故能食而欬者其人咽必痛不欬者咽不痛又云冬陽明病無汗大便利二三日嘔而欬手足厥者其人頭必痛若不嘔不欬手足不厥者頭不痛

又云腹滿脉浮弦咳嗽潮熱小便難脇痛鼻乾不得汗嗜卧此
陽明中風也小柴胡湯傷寒有痰而嗽大半夏湯又春冬傷寒
秋夏傷冷湿咳嗽喉中鳴
上氣不得下橘皮湯主之少陰煩渴猪苓治洩利還須四逆靈
仲景云少陰病下利六七日欬而嘔渴心煩不得眠者猪苓湯
主之又云少陰病四逆或欬或悸小便不利腹中痛泄利者四
逆散加乾姜 忽然水氣因生咳真武湯功效最深少陰病至四
五味子湯 五日腹痛小
便不利四肢沉重疼痛而利此為有水氣或欬或小便自利或
下利或嘔真武湯主之加五味子乾姜湯

第七十二證

遺尿歌

風温被下必失溲鼾睡難言自汗流仲景云風温為病脉陰陽
俱浮自汗出身重多眠睡
鼻息必鼾語言難出若被
下者小便不利直視失溲 三陽合病身體重不覺遺尿也可憂
仲景云三陽合病腹滿身重難以轉側口不仁詁語遺尿發汗
則詁語下之則額上生汗手足厥冷自汗白虎湯主之

下焦不歸亦遺溺三者依方病可瘳仲景云下焦不歸其部則遺溺已上三症治之可愈
忽然直視并狂言腎絕如何得久留仲景云溲便遺失狂言及目直視者此為腎絕也

第七十三證

腹滿歌

腹脹滿者陰陽氣偏而不和也若汗下吐後動氣傷血偏而不順邪氣入腹乃為腹滿須調其血氣和其榮衛可也若脉沉實腹堅而渴不大便此太陽症也通用桔梗半夏湯治之不愈再隨後審而治之

太陰腹滿必時痛仲景云太陰之為病腹滿吐食不下下之甚腹滿時痛合病腹滿身體重仲景云三陽合病腹滿身重難以轉側陽明腹滿口苦乾微喘小柴胡可用仲景云陽明中風口苦咽乾腹滿微喘發熱脉浮緊下之則腹滿而小便難也穀疸之時且調胃陽明病脉遲欲成穀疸下之則腹滿潮熱更兼便不利勿令大下使之虛微和胃府宜承氣陽明脉遲腹滿而喘有潮熱小承氣湯主之又云腹大而滿不大便者小承氣微和其胃氣勿令大下

下後心煩而腹滿梔子厚朴湯宜爾傷寒下後心煩腹滿卧起不安者梔子厚朴湯汗後厚朴最為佳發汗後腹脹者厚朴半夏甘草人參湯吐後小承當審諦傷寒吐後腹滿者小承湯調胃承氣湯主之此一症當仔細辨之太陰桂枝芍藥湯大實大黃湯可治太陽病醫反下之則腹滿時痛屬太陰桂枝加芍藥湯大實滿痛者桂枝加大黃湯主之

第七十四證

蚘厥歌

胃冷仍加發汗重因成蚘厥吐長虫病源本屬厥陰症宜用烏梅與理中仲景云蚘厥昔病人原有食蚘此為臟寒蚘上入膈故時或發須臾復止得食而嘔又煩者蚘聞食臭必出其人當自吐蚘或因發其汗胃中冷故長虫出又有胃氣因之雖飢不能食其食到口蚘聞食氣而上虛寒併於胸中所以食與蚘併吐而出也厥者本屬厥陰又厥逆之義也烏梅理中丸主之活人云胃中虛冷服理中丸為佳或四逆湯又凡蚘活

不可用甘草甜物蓋蚘得甘則動於上得酸則靜見苦則安得辛辣則頭伏於下如合丸用烏枚浸爛蒸熟搗如泥丸米湯下

第七十五證

自汗歌

傷寒自汗證有九衛不和兮桂枝候

仲景云病人臟無他病時發熱自汗出而不愈者此衛氣不和也先其時發汗則愈宜桂枝湯經曰寒則傷榮榮脉受傷戰慄無汗無汗者當發表風則傷衛衛脉受傷緩弛自汗自汗者當實表實表多用桂枝然須詳細若浮而弱服桂枝後頓而小便數者不可再服也仲景云太陽病自汗四肢拘急難以屈伸小便難者可用桂枝附子湯若小便數慎不可與也如表虛自汗反發汗過多遂漏不止名曰亡陽如踞之漏非附子桂枝黃茋不能實之若小便數者不可用桂枝宜芍藥甘草湯若渴者用五苓散不渴者用茯苓甘草湯

風溫風濕及傷風

仲景云風溫為病脉陰陽俱浮自汗出身重多眠睡此風溫自汗也又云濕家之為病其人頭汗出背強欲得覆被向火又云額上汗出微喘此風濕自汗也二者各有本條仲景云太陽中風陰弱者汗自出總衛為

邪干腠理疎而汗出當分表裏虛實若惡風寒自汗者表未解也冬桂枝湯餘月加減冲和湯若汗後惡風寒為表虛建中湯

中暑亡陽柔痓有

仲景云太陽中暍者其人汗出惡寒身熱而渴此中暑自汗也白虎湯有熱症而霍亂及中暑者香茹散或小柴胡湯冷服之又云傷寒自汗出小便數心煩微惡寒腳攣桂枝加人參附子其間增桂令汗出附子溫經故也又云陰陽脉俱緊主無汗而反汗出曰亡陽屬少陰此亡陽自汗也桂枝附子湯法當咽痛猪膚湯甘桔湯太陽病發汗多而漏不止曰漏風亡陽朮附湯桂枝附子湯又云太陽病發熱脉沈細搖頭口噤背反張汗出不惡寒名柔痓太陽中風也桂枝葛根湯通用小續命湯頄躁惡風自汗不得臥防風白朮牡蠣湯汗止次服小建中湯

霍亂下利四肢逆

霍亂吐逆下利四肢拘急逆冷汗出不惡寒曰霍亂四逆湯主之又陰病四肢逆冷額上反手背冷者法當無汗而有汗者曰亡陽四逆湯又吐利止汗出而厥脉微欲絕通脉四逆加猪胆湯

陽明多汗津液漏

仲景云陽明病陽脉微而汗出少者為自如汗多者太過過者陽絕于內亡津液大便因堅也又有自汗出不惡風寒是表症罷而裏症實也調胃承氣湯汗出而渴小便難五苓散小便自利不可用承氣湯攻之宜

密導煎法若惡寒者表未解桂枝湯反無汗惡寒者升麻葛根
湯反無汗而喘者麻黃湯陽明亦有無汗者不可不知
少陰無汗或有之額上手背時時透仲景云陰不得有汗故知
非少陰也少陰有汗但額
上手背有丹朱建陰症傷寒訣云額上手背皆有冷汗二三日
中尚可行少陰小便白咽乾嘔吐厥逆甘草乾姜湯
隨症治療莫令差更看病形深體究以上汗多不止者用粉撲
之次服黃芪建中湯
喘而不休衛氣絕貫珠不流出如油

付無汗

傷寒無汗分為八剛痓三陰與太陽冬病陽明皆係數下連陰
陽易魅罡冬陽明詳見潮熱條別病各有本條
大抵風暑濕皆有汗惟寒邪無汗太陽無汗冬用麻
黃湯春秋用冲和湯夏月用神术散項背強八八無汗者葛根
湯陽明無汗而喘者麻黃湯脉弱無力難作汗者血虛也黃芪
建中加术附湯若當汗之症與發汗三二服汗不出者難治

副戰汗

戰汗雖分四證居泰來否極事還殊柴胡證具何爲逆不戰須知體不虛

戰者陰陽相爭其人本虛是以發戰乃邪氣將出邪與正爭故也此脉當浮而緊按之反芤正氣勝則戰戰已復熱汗出鮮矣蓋因脉得微浮微緩爲有脾胃脉也故知胃氣回脾氣全不再受尅邪無所容否極泰來榮衛將復水升火降猶天之陰霾不已陽光將復雷雨作而渙然霽矣病有振慄汗出者陰陽所爭頗淺故不爲大戰也此陰陽俱停謂無偏勝以其浮中沉寸關尺大小進數同等雖劇當愈必先振慄汗出而鮮陽脉微者先汗出而鮮矣病有蒸蒸振汗者小柴胡症具而以他藥下之柴胡症仍在者復與小柴胡湯此雖已下之不爲逆必蒸蒸而振發熱汗出而解矣病有不戰不汗出而解者脉浮而數按之不芤此人本不虛以正勝邪作戰不成但汗出而解矣

付盜汗

雜病盜汗責崇虛傷寒熱在膽經居半表症兼與半裡小柴胡

湯為當爾

第七十六證

頭汗歌

病人裡虛而表實玄府不開腠理密無能作汗潤皮膚陽氣上行頭上出津液既竭五內乾誤汗重虛成大疾
病人表實玄府不開汗不能浹於周身故上騰而發於頭額也汗既出多五臟津液寡少又重責之以汗必成大疾

頭有汗兮多塗徑劑頸而還發黃病
若遍身有汗謂之熱越熱氣越於四體也若瘀在裡熱不能發越鬱於陽經況頭乃諸陽之會邪乘搏之陽氣上騰津液上腠故汗出於頭夫裡虛不可下內涸不可汗既頭有汗不可再汗也其或實熱在裡小便利大便黑為蓄血頭汗出輕則犀角地黃湯重則桃仁承氣湯若不結胸但頭汗出餘處無汗劑頸而還小便不利渴欲飲水者濕也必發黃輕則茵陳五苓散重則茵陳大黃湯

往來寒熱表未解
仲景云傷寒五六日其人已發汗而

復不之胸脇微滿硬小便不利渴而不嘔但頭汗出往來寒熱而煩此為未解小柴胡湯桂枝湯柴胡桂姜湯又應有餘症及在半表半裏者汗出小柴胡湯頭手足冷時非陰證仲景云傷寒七八日頭汗出微惡寒手足冷心下滿口不欲食大便堅其脉細此為陽微結有表復有裡也脉雖沈緊不得為少陰所以然者陰不得有汗今頭汗出故知非少陰也可與小柴胡湯況手足乃諸陽之本熱聚於胃府則津液傍違於四肢也蘊熱則煩燥詰語手足汗出者大承氣湯下之挾寒則水穀不分手足汗出者理中湯温之肝乘肺部刺期門仲景云傷寒發熱嗇嗇惡寒其人大渴欲飲酢漿其腹必滿身自汗出小便利其病欲解此肝乘肺名曰横當刺期門穴在乳下心中懊憹梔子應仲景云陽明病下之其外有熱手足温下結胸心中懊憹若飢不能食但頭有汗出宜用梔子湯梔子豉湯膈問堅滿茯苓湯六者看詳宜審訂心下滿頭汗出水結也半夏茯苓湯

第七十七證

欲得汗歌

陽加於陰有汗期過關之脉要須知 素問云陽加於陰謂之有汗俗謂過關之脉也
有時兩手忽無脉恰似重陰欲雨時 有時一手無脉或兩手無脉者有汗症也病人
本虛必發顫不虛得汗顫何為不顫不汗自然解陰陽和順更
何疑先曾吐下并亡血内無津液故如斯 仲景云病有戰而汗出因得解者何也答曰脉浮而緊按之反芤此為本虛故當戰而汗出也若脉浮而數按之不芤此人本不虛若欲自解但汗出耳不發戰也病有不戰不汗而自解者何也答曰其脉自微此以當發汗若吐若下若亡血内無津液此陰陽自和必自愈
止愛濈濈周身潤來時最忌水淋漓 凡得汗欲令手足皆周漐漐一時益佳但不欲淋漓
汗出如油是惡證忽加喘急命傾危 汗出如油喘而不休此命絕也
停痰塊癖皆隔汗先須蕩滌要醫治 傷寒最怕先有宿患如痰飲癖塊皆能隔汗必先開通渠道經絡通為佳
水升火降陰陽合大汗來時命得回 腎水升心火降坎離得交陰陽合和必大汗至矣

付不得汗

傷寒燥盛身無汗或用麻黄汗不行此是諸陽之脉極百中無一可全生自太陽傷寒無汗而下數症始則無服藥後則以汗解今汗症雖具服汗藥至三劑汗不行此陽虛津枯不能為汗故云熱病脉燥盛不得汗者謂陽脉極故不可治也傷寒無汗服麻黄湯葱白湯等藥汗不出者死不得已乃用蒸法又服桂枝湯或下之仍頭痛項强發熱無汗心下滿小便不利桂枝去桂加茯苓白术湯

若還無汗渾身痒脉更浮遲本屬虛自是無陽難作汗建中术附載醫書脉浮而遲遲為無陽不能作汗其身必痒桂枝麻黄各半湯又陽明主汗有今反無汗身痒如虫行皮中久虛故也术附湯黄芪建中湯又汗不流是汗出時蓋覆不周汗出不匀致手足腰背𢪛搐也用牛旁根湯

副三陰可汗

三陰本不宜行汗少陰發熱略微良太陰脉浮雖用桂不遇良

醫反見殃陰病不當發汗發汗即動經然太陰脉浮少陰發熱亦須微微出汗但不可正汗耳太陰脉浮者桂枝湯少陰發熱脉沉麻黄細辛附子湯微發汗皆陰症表藥也

第七十八證

舌上胎歌

陰陽俱緊鼻出涕舌上胎滑無妄治倦臥惡寒多嘔痰腹内痛者須成利仲景云脉陰陽俱緊口中氣出唇口乾燥踡臥足冷鼻中涕出舌上胎滑勿妄治也乃陰邪尤在也至七八日以來其人微發熱手足溫者此為欲解又師曰氣出涕出陰陽將和也妄治之又使陰陽偏勝耳若無涕出即為難治觀涕之有無最為要緊或到七八日以上反大熱者俱難治設使惡寒者必欲嘔也宜小柴去半夏加人參栝蔞湯腹内痛者必欲利也理中湯陽明濕痺并臟結色白胎滑多在舌二症見下文臟結無陽不可攻仲景云臟結者無陽症不往來寒熱其人反靜舌上滑胎者不可攻濕痺丹田應有熱仲景

云湿痺之候舌上有胎者以丹田有熱胸中有寒湿痺中湿也

陽明懊憹脇下堅梔子柴胡不徒設仲景云陽明麻浮累咽燥口苦腹滿而喘發熱汗出惡熱心中懊憹舌上白胎梔子豉湯吐之又陽明病脇下堅滿不大便而嘔舌上胎者可與柴胡湯上焦得通津液得下胃氣因和身濈濈然汗出則解蓋舌乃心之本丹田邪熱攻其心液故舌上乾枯而生白胎若邪在表則無胎邪傳裡則生胎舌上黃者下之舌生黑則熱極七八日以上反大熱者難治

第七十九證

下膿血歌

傷寒表實裡還虛熱氣乘虛腸裡居下利膿血赤黃汁或如魚腦狀難拘傷寒病若表實裡虛熱氣乘虛入於腸胃則下赤黃汁若湿毒則腹痛狀熱下膿血如魚腦或如爛肉汁

太陽下之脉浮滑定知便血色殷殷是赤黑色見左傳如太陽下之其脉浮滑必下血

陽明下血而譫語熱入血室病難除仲景云陽明病下血而譫語者必為熱入血室頭汗

出者當刺期門隨其實而瀉之濈濈然汗出則愈下後脉數不鮮下利不止必脇熱便膿血犀角地黄湯少陰膿血

桃花證不爾刺之邪可祛少陰下利便膿血者桃花湯主之又云少陰病下利便膿血者可刺

下利脉浮尺中濇或是發厥熱如初二症皆圊膿血利悉見長沙仲景書仲景云傷寒發熱四日厥反三四日復熱四日厥少熱多其病當愈四日至六日熱不除必清膿血又云下利脉數尺中自濇其人必清膿血蓋前症陽明症下利膿血協熱也此少陰下利便膿血協寒也膿為旧積血為新積協熱者謂之腸垢協寒者謂之下焦不納熱則當清其腸寒則當溫其下也

第八十證

晝夜偏劇歌

衛氣循環不暫停晝則行陽夜在陰衛獨留陽〻蹻盛陽盛陰虛夜不寧忽若留陰〻蹻滿陰滿陽虛晝却争黄帝鍼經云衛氣者晝行於陽

夜行於陰衛氣不得入於陰常留於陽留於陽則陽氣滿滿則陽蹻盛而不得入於陰陰氣虛則夜不得寧也衛氣留於陰不得行於陽留於陰則陰盛陰盛則陰蹻滿不得暮譫晝了陰虛入於陽陽氣虛故晝則爭而不安也

證晝躁陽虛夜氣清 仲景云婦人傷寒發熱經水適來晝則明了暮則譫語為熱入血室又云下之後復發汗晝則煩躁夜而安靜不嘔不渴無表裏症脉沉微身無大熱者乾姜附子湯主之熱入血室乃陰虛而邪入之也故暮話晝了下而復汗以亡陽而衛在陰也則晝躁夜靜

要須調胃各歸分二氣諧和可漸平

第八十一證

循衣摸空歌

傷寒吐下仍不解大便不利潮熱在循衣摸牀惕不安獨語猶如見鬼怪微喘直視不識人譫語狂言還可駭大承服後脉弦

生忽若濇兮死何悔仲景云傷寒吐下後未解不大便五六日至十餘日其人日晡所發潮熱不頭痛如見鬼神狀若劇者發則不識人循衣摸牀惕不安微喘直視脉弦者生濇者死仲景云太陽中風以火刼之两陽相薰灼其身發衂血循衣摸床小便利者可治華陀云病人手循衣縫不可治又按循衣摸空許學士云作肝熱風淫故手為之循衣撮空李東垣云肝主血血為陰物陰不能動主靜肺主氣氣鼓舞故靜者得動許說肝之用李說肺之體二說俱是可互叅之

第八十二證

筋惕肉瞤歌

病人肉瞤并筋惕汗過經虛真武敵大青龍症云若脉微弱汗出惡風不可服服之則厥逆筋惕肉瞤此為逆也又太陽病發汗汗出不解仍發熱心下悸頭眩身瞤動振振欲擗地者真武湯主之虛甚者去芍藥惡熱者去附子不然邪入大經中狀如瘈瘲驚癇疾發汗動經身振搖

宜用茯苓桂枝朮傷寒若吐下後心下逆滿氣上衝胸起則頭眩脉沉緊發汗則動經身為振搖者苓桂朮

甘湯又云傷寒吐下後虛汗脉徵弦胃經脉動惕者久而成痿

動氣在左誤汗之忽爾肉瞤最為逆

仲景云動氣在左不可發汗發汗則頭眩汗出怵惕肉瞤先服防風白术壯蜊湯次服小建中湯凡傷寒吐下後發汗脉微心痛脇痛氣逆上衝筋脉動惕乃逆甚太陽汗下後復加燒針胸滿膚惕者為難治內經曰陽氣和剛則養神柔則養筋發汗及下後津液枯乾陽氣大虛筋內失養故惕然而跳瞤然而動治宜溫經益陽若犯其逆津液寒竭此危症也

第八十三證

口燥咽乾歌

脾中有熱胃乾枯口燥咽乾津液無陽明白虎加參證少陽口苦小柴胡

陽明病脉浮緊無大熱背微惡寒咽乾口苦口乾舌燥白虎加人參湯陽明燥渴此邪熱在內緣土能制水故用白虎加人参以生津滋水又云少陽之為病邪在中焦脉弦寒熱往來口苦咽乾目眩宜小柴胡湯和之

咽乾慎不可發汗發汗無津氣愈虛

仲景云咽喉乾燥不可發汗

少陰口燥

急須下腎經少水致焚如少陰病得之二三日熱在下焦銷鑠腎水當急下之不可緩也口燥咽乾宜承氣湯又云少陰病二三日咽痛者與甘草湯不瘥與桔梗湯此症宜審之蟲蝕上部聲嗄惑咽乾蝕藏下上声名狐狐惑之病蟲蝕上下部食上部死声嗄蝕下部則咽乾

第八十四證

傷寒似瘧歌

傷寒似瘧三證詳血室陽明及太陽似瘧者作止有時非若寒熱往來之無定也熱多寒少陽勝陰也尺脉遲者建中湯尺脉不遲小柴胡湯和之溫瘧脉初平身無寒但熱骨節煩痛時嘔白虎湯加桂枝渴者小柴加瓜蔞根湯厥陰脉浮緩囊不縮必發熱惡寒似瘧為欲愈如脉不浮面赤有熱以其不得小汗身必痒桂枝麻黃各半湯

太陽汗出脉洪大桂枝湯桂枝各半合麻黃太陽病八九日如瘧狀熱多寒少清便一日二三度發宜用桂枝麻黃各半湯陽明忽爾還如瘧不嘔清便熱復涼脉若浮

虛桂枝穩小承氣脉實相當仲景云病者寒熱汗出即解復如瘧狀日晡所發者屬陽明脉實者當下之脉浮虛者當發其汗下宜承氣湯汗宜桂枝湯婦人熱入血凝結柴胡加入地黃仲景云婦人中風七八日寒熱往來經水適斷血結如瘧狀湯宜小柴胡湯加生地黃紅花主之

第八十五證

邪中二焦歌

寸口陰陽脉俱緊上下二焦皆受病寸口脉陰陽俱緊者清邪中於上焦濁邪中於下焦

清邪中上潔為名濁邪中下渾相應清邪中上名曰潔濁邪中下名曰渾陰中於

邪必內慄足膝逆冷便溺出陰中於邪必內慄也又云濁邪中下陰氣為慄足膝逆冷便溺妄出

陽中於邪項必強發熱頭疼頸攣屈陽中於邪必發熱頭痛項強頸攣腰痛脛酸也

皆因霧露氣為傷隨症治之宜審的

第八十六證

多眠歌

多眠四證病形殊風溫狐惑及柴胡更有少陰同共四當觀形與證何如

風溫身熱常自汗仲景云風溫脉陰陽俱浮自汗身重多眠鼻息必鼾又云陽脉浮滑陰脉濡弱多汗故發汗後身猶如熱喘息多眠風溫也萎蕤湯

小柴脇滿項強拘陽明中風脉弦浮大短氣腹滿脇下及心痛其人嗜卧一身及目悉黃小便難有潮熱宜小柴胡湯又太陽病脉細多眠外已解也小柴胡湯

少陰自利但欲寐少陰病但欲寐其人欲吐不吐而煩五六日自利而渴屬少陰仲景不論方又云少陰脉微細沉但欲卧汗出不煩自欲吐五六日自利煩躁不得卧寐者死又云心中煩而不得卧者黃連阿膠湯又云脉俱沉細但欲寐者四逆湯

狐惑多眠非一途狐惑症狀如傷寒四肢沉重嘿嘿但欲卧目瞑不得眠上下唇有瘡瀉心苦參湯主之玉函云三陽合病脉浮大上關上但欲寐目合則汗凡病者多不得眠傷寒反多眠者其說有二惟太陽欲解則

多眠此神将復也如少陰脉沉細但欲寐神昏也故多眠風温為病常不了了故多眠狐惑亦神恍惚也

第八十七證

不得眠歌

傷寒何事不得眠汗過胃中乾燥煩仲景云太陽病發汗若大汗出胃中乾燥煩不得眠其人欲飲水當稍飲之榮衛和則愈矣差後不得眠梔子烏枚湯

或因吐下虛煩致發汗吐下後虛煩不得眠若劇者必反覆顛倒心中懊憹梔子豉湯主之吐下後晝夜不得眠酸棗湯下後復汗不得眠無表症脉沉微者乾姜附子湯汗下後仍不解煩燥者茯苓四逆湯

或因大熱語言顛陽毒熱病皆不得眠大熱乾嘔錯語呻吟不眠黃連解毒湯少陰二三日已上心煩不眠黃連鷄子湯

小便不利正發渴心煩少氣苦孜煎忽若水停心下滿但與猪苓可保全胃中乾燥下利而渴不得眠猪苓湯脉浮小便不利五苓散

傷寒差後熱尚在陰未復時陽使然病源云衛氣晝行於陽夜行於

陰陰主夜夜主卧謂陽氣盡陰氣盛則目瞑矣今熱氣未散與諸陽并所以陽獨盛陰偏虛雖復病後仍不得眠者陰氣未復於本故也外台有肘後烏枚方又汗爲心之液汗多則神昏故不眠大熱則神不清故不眠大下動血心主血故不眠差後熱氣與諸陽并陰氣未復亦不眠

第八十八證

小便不利歌

胃中乾則無小便慎勿利之强使然病源云傷寒發汗後而汗出不止津液少胃中乾小腸有伏熱故小便不通也醫見不利往往利之謬矣若得小便利者病必自愈但不可用藥行之也下焦有熱不通泄量病浮沉用藥宣下焦有熱者可宜導之也小便不利脉浮者五苓散脉沉者猪苓湯又傷寒有所不利者行之取其滲泄也大病差後從腰以下有水氣者牡蜊澤瀉散此利水道滲泄之義也又小便不利大便乍難乍易微熱渴者有燥屎也大承氣湯咳而有水青龍候傷寒表不解心下有水氣乾嘔發熱而欬或小便不利小

腹滿或喘者小青龍去麻黃加茯苓湯主之

項強無汗桂枝痓

仲景云服桂枝湯或下之仍頭項強痛翕翕發熱無汗心下滿小便不利者桂枝去桂加茯苓白朮湯

太抵中濕發黃者先利小便當使快

大抵中濕發黃先利小便仲景云中濕之候其先小便不利大便反快但當利其小便又論風濕症云若被下者小便不利又云傷寒身色如金黃如橘子色小便不利腹微滿者茵陳蒿湯主之頭汗出小便不利渴飲水漿瘀熱在內必發黃茵陳蒿湯

陽明汗多津液無却以小便利為戒

陽明病汗出多而渴者不可與猪苓湯以汗多胃中燥猪苓復利其小便也

陽若湊之陰分虛小便難出熱中居

素問云陰虛者陽必湊之陽入陰分則膀胱熱故小便難而黃宜萬全木通散

漏風不止桂加附

太陽病發汗遂漏不止惡風小便難四肢急桂枝加附子湯又傷寒五六日已汗復下脅滿小便不利寒熱心煩桂枝乾姜湯又少陰四五日腹滿痛小便不利下利便膿血桃花湯又風濕自汗身痛微腫小便不利甘草附子湯四逆散加茯苓湯盖膀胱主藏津液邪熱畜於內津液不下行故小便不利則當遂熱行津如湿勝水氣不能下行即當温中散湿以辛甘發散也

陽明中風小

柴胡陽明中風脉弦浮大短氣腹滿脇下及心痛鼻乾不得汗嗜卧身黄小便難潮熱而噦者小柴胡加茯苓湯嘔渴而發熱胸脇滿心下怔忪小便不利小柴胡去黄芩加茯苓又八九日胸下滿煩難小便不利譫語身重柴胡加龍骨牡蛎湯

第八十九證

小便自利歌

太陽下焦有熱秘小腹必滿便不利小便不利及自利此是抵當血證諦大抵熱在下焦小腹必脹滿小便不利今反利者有瘀血也仲景云傷寒有熱而小腹滿應小便不利今反利者此為血症當下之宜抵當圓又云太陽病身黄其脉沉結小腹堅小便不利為無血小便自利其人如狂者血症諦也宜抵當湯不可餘葯若尿血用玄胡索散又小便秘小便赤知其內熱如小便自利其人如狂小腹滿知不為熱乃畜血也

陽明自汗小便結忽若利時津液竭尿雖堅硬不可攻蜜兑作鋭用之斯妙訣陽明病汗出若發其汗小便自利此為津液內竭尿雖堅不可攻之宜用蜜煎導之使通或土瓜根

猪胆汁皆可以導之與夫少陰自利乃胞寒不禁可不溫之乎又問小便何故數腎與膀胱虛熱作虛則故令小便頻熱則遲濇相擊搏虛中有熱小便故難頻併必遲澁也又云小便數者乃頻數也腎與旁胱俱虛客熱乘之虛不能制水又小便數則水行澁澁則小便不利故令數起也自汗不可服桂枝脉浮自汗小便數心煩微惡寒脚攣急難以屈伸服桂枝得之便厥作甘草乾姜湯芍葯甘草湯主之趺陽浮濇是脾約仲景云趺陽脉浮而濇浮則胃氣强濇則小便數浮濇相搏大便必硬其脾為約約者儉也脾主為胃行其津液今胃强脾弱約束不行致小便數大便難也麻仁九主之胃中不和譫語時調傷寒脉浮自汗小便數若胃中不和詀語者少胃承氣宜斟酌與調胃承氣湯太陽汗吐下後便堅小承氣湯

第九十證

大便不利歌

大便堅硬或不通柴胡承氣可收功大柴胡湯大小承氣湯皆要葯也亦有不

可攻擊者歌在前篇裡症中前篇裡症歌有不可下者寒則溏泄熱則垢可見陰陽虛實候歲火不及大寒行民病鶩溏腸胃鳴素問云歲火不及寒乃火行民病鶩溏者鴨溏也鴨溏者寒也臍下必寒理中湯四逆湯腸垢者熱也臍下必熱黃芩湯白頭翁湯赤石脂丸又有溫毒便膿血者桃仁湯地榆散黃連阿膠湯

第九十一證

大便下利歌

傷寒下利多種數要識陰陽勿差互三陽利時身必熱三陰但溫無熱具三陽下利身熱三陰下利但溫而不熱此其大槩也合病自利葛根湯或用黃芩無致誤惟有陽明合少陽若還尅賊名為負太陽陽明合病脉浮大而長下利者葛根湯升麻葛根湯桂枝症醫反下之利不止者葛根黃芩黃連湯太陽少陽合病下利脉浮而弦黃芩湯嘔者加半夏

生姜湯也少陽陽明合病下利胸脇滿乾嘔或往來寒熱脉長者承氣湯脉弦者為負死症也雜病下利多因寒之所致傷寒下利多因熱之所悉盖邪欲傳於裏裏氣協熱遂成下利於色則黄赤渴欲飲水是為熱也若自利清穀不發煩渴方為寒也又下利身凉脉小為順身熱脉大為逆又三陽合病必自下利惟陽明少陽合病為甚重陽明為土少陽為木二氣不和若陽明勝則脉長利止胃實則生少陽勝則脉弦土被木賊則死名曰負也又自利不可發汗又下利既極直視譫語頻燥厥逆皆死

自利不渴屬太陰少陰必渴腎虛故自利不渴屬太陰藏寒也當温之宜四逆湯理中丸又云自利而渴屬少陰虛故引水自救也脉微者白虎湯咳而嘔渴心煩不得眠猪苓湯厥逆脉不至者白通猪胆汁湯通脉四逆湯少陰十餘日下利不止手足微冷無熱症四順丸外審其症內憑脉內外並觀斯兩得

脉大由來却是虛脉滑而數有宿食脉經云大則為虛仲景云脉數而滑或遲而滑微下利者有宿食也宜大柴胡湯或小承氣湯協熱而利臍下熱太陽外症未除而數下之遂協熱而利利下不止心下痞硬表裏未解桂枝人參湯朱肱云協熱利臍下必熱治如腸垢法黄芩湯輩痞滿而利不止者石脂餘糧湯

譫語而利燥屎結下利譫語者為有燥屎也屬承氣湯少陰心痛口燥煩却與利之斯要訣少陰下利清水色青者心下必痛口乾燥者可下大柴胡湯六經中惟少陰難治有補瀉之法不可不審

第九十二證

狐惑證歌

蟲食下部名曰狐蟲食上部名曰惑狐則咽乾惑聲嗄傷寒變壞成斯疾面目乍赤乍白黑但欲睡眠昏默默更有慝蟲食藏間舌上盡白齒無色千金方云傷寒不發汗變為狐惑又緣傷寒腹內熱飲食少腸內空虛三虫求食蝕人五藏及下部為䘌其候齒黑色并惡飲食面目乍赤乍白乍黑舌上白唇黑有瘡嘿嘿但欲卧目瞑不得眠起則不安食於喉咽者為惑其聲嗄食於下部為狐其咽乾食上部者瀉心湯主之食下部者苦參湯洗之食肛外者用雄黃燒薰之通用治慝桃仁湯黃連犀角湯雄黃銳散上唇有瘡蝕其藏下唇瘡甚連肛食須看上下

唇有瘡無瘡甚者食其聲而死則殺人緊急者也

多因下利而得之此症殺人為最急

第九十三證

百合歌

百脉一宗皆病形無復經絡最難明巢氏云傷寒百合病者謂無經絡有脉一宗悉致病也皆因傷寒虛勞大病之後不平復而变成斯病也欲卧又却不得卧欲行還復不能行

飲食有美有不美雖如強健步難勝如有寒而復無寒如有熱

而復無熱口苦小便還赤結藥纔入口即吐利如有神靈來作

孽病後虛勞多變成宗旨百合地黃湯可啜巢氏云其狀意欲食獲不得食常默欲卧復不得卧欲行復不能行飲食或有美時或有不美時如有寒復如無寒如有熱復如無熱口苦小便赤黃百合之病諸藥不能療得藥則劇而吐如有神靈所如也身形如和其人脉微軟每尿輙頭痛其病六十日乃愈若尿時不頭痛淅淅然如寒者

四十日愈若尿時候快然但眩者二十日愈也蓋此病因大病後失於調理餘症在陰則攻陽愈餘症在陽則攻陰攻陰者或發其汗攻陽者或反下之以此為逆各不得觧故用百合等藥而合於百脉也百合知母湯百合地黄湯百合洗方滑石代赭石湯

第九十四證

辯傷寒疫氣不同歌

春氣温和夏暑熱秋氣凄涼冬凜冽四時正氣自調匀不犯寒邪無病孽冬時寒凜欲周密君子深藏宜入室中而即病曰傷寒觸冒寒邪成此疾毒氣若深不即病至春與夏邪方出春為温病夏為暑變態無端症非一以上論傷寒也仲景云春氣温和夏氣暑熱秋氣清凉冬氣凜烈此則四時正氣之序也冬時嚴寒萬類深藏君子周密則不傷於寒觸冒之者乃名傷寒耳其傷於四時之氣皆能為病以

傷寒為毒者以其最成殺厲之氣也中而即病者傷寒不即病者寒毒藏於肌膚至春變為溫病至夏變為暑病暑病者熱極重於溫也是以辛苦之人春夏多溫熱病者皆由冬時觸冒所致非時行之氣也

若乃時行自不同蓋是不時之氣失春時應暖及大寒夏時應熱却寒慄秋氣清涼大熱來冬氣寒時似春日少長一般病相似此是時行號溫疫欲知正氣與天行要在潛心占斗曆

以上論時行疫氣也仲景云凡時行者春應暖而反大寒夏應熱而反大涼秋應涼而反大熱冬應寒而反大溫此非時有其氣候一歲之中長幼之病相似者此時行之氣也夫欲知四時正氣為病及時行疫氣之法者當按斗曆占之

第九十五證

婦人傷寒歌

婦人此疾當區別身重身輕不同列產前身重且安胎產後血

虛先補血此大法也水火相刑浸自傷榮衛不和多阻節平居水常養於木水木相資血通徹傷寒男子先調氣婦人先調血血室不蓄則二氣諧和血室凝結水火相刑五行相尅以生相扶以出平居之日水常養木木水相生則榮養血室血室不蓄則脾無蘊積脾無蘊積則剛燥不生矣左關浮緊汗為宜止恐室中成血結婦人左關浮緊不可下當發其汗以救血室榮衛得和津液自通浹然汗出而觧也血室不蓄脾無蘊剛燥不生免邪熱血蓄則剛燥生仲景所謂勿犯胃氣及上二焦也產後多生三種病大便堅秘難通泄鬱冐仍兼自汗多皆是血室津液竭婦人產後有三種病大便秘鬱冐自汗皆是血虛所致也血虛而厥厥必冐冐家觧時汗流浹津液既少大便難孤陽上出恐陰絕三病皆血少陰虛孤陽獨行所致當補陰抑陽唯此柴胡四物湯庶可調和使安悅

第九十六證

婦人熱入血室歌

婦人中風七八日身熱續〻發寒慄經水來時或時斷熱隨陰血居其室晝則明了暮譫語狀如見鬼若瘧疾無犯胃氣及二焦小柴胡症尤為的更刺期門以瀉肝邪去自然保安吉切須急療莫遲〻變症来時恐無及

仲景云婦人中風發熱惡寒経水適来得之七八日熱除後遍身涼胷脇苦滿如結胸狀譫語者此為熱入血室也當刺期門穴隨其虛實而取之又云婦人中風七八日續得寒熱發作有時経水適来斷者此為熱入血室其血必結故使如瘧狀發作有時小柴胡湯主之又云婦人傷寒發狂経水適来晝則明了暮則譫語如見鬼狀者此為熱入血室無犯胃氣及上二焦自愈

第九十七證

傷寒差後病歌

傷寒差後還喜唾胸裡有寒實無那此候唯宜服理中胃暖病除痰自破仲景云大病已後其人喜唾久久不了胃上有寒宜理中丸主之勞復枳實梔子湯發熱小柴胡亦可大病已後勞復枳實梔子湯主之又傷寒差後發熱小柴胡湯主之腰下水氣牡蠣散大病已後腰下有水氣者牡蠣散主之日暮微煩脾不磨要須損穀自然安甘節吉兮必無禍病人脉已解日暮微煩者以病新差強與穀食不消也損穀則愈周易節卦九五甘節吉往有尚象曰甘節之吉居位中也傷寒差後已經旬錯語紛紛但欲眠寒熱却無如有祟或如瘧病熱寒蒸都緣餘疰留心絡知母麻黃湯似神傷寒差後十數日或半月二十日終不惺惺常昏沉似失精神言語錯謬又無寒熱醫或見鬼祟或作風疾多般治之不差或朝夕潮熱頰赤或有寒熱似瘧皆緣汗發不透餘毒在心包絡間所致也知母麻黃湯主之又汗不流是汗出蓋覆

不周汗出不匀致胥背手足搐搦汗後平和身體凉却部因放恣
或冷或熱當用牛蒡根散
飲黄澀病逢狂藥依前作急用黄連解毒湯傷寒時疾三日已
汗解因飲酒復劇
若煩悶乾嘔口燥呻吟錯語不得食黄連解毒湯主之

第九十八證

傷寒五臟死絶歌

水漿不下汗如油形體不仁喘不休此為命絶終難治更看何臟絶中求汗出髮潤為肺絶唇吻青兮肝絶憂脾絶口黑并黄色腎絶便失與遺溲心絶身似烟薰黑更兼直視與搖頭五臟見絶無可療縱逢和緩亦難瘳仲景云脉浮而洪身汗如油喘而不休水漿不下形體不仁乍靜乍亂此為命絶也又未知何藏先受其災若汗出髮潤喘而不休者此肺先絶也陽反獨留形體如烟薰直視搖頭此心先

絶也唇吻反青四肢拘急者此肝先绝也環口黧黒柔汗發黄此脾先绝也狂言反目直視此腎先絶也

第九十九證

傷寒死脉歌

傷寒死脉定難痊陽病見陰端可憐仲景云陽病見陰脉者死上氣脉亂為形損耳聾浮濇命難全傷寒欬逆上氣脉散乱者死謂其形損也扁鵲云病耳聾脉反浮大而濇者死譫言身熱宜洪大沉細而微壽不延腹大洩利當微細緊大而滑歸下泉吐衄若得沉細吉浮大而牢嘆逝川扁鵲云病若譫言妄語身當有熱脉當洪大而反手足厥逆脉沉細而微者死病若腹大而泄脉當微細而濇反得緊大而滑者死病若吐血復鼽衄血者脉當沉細而反浮大而牢者死也陰陽俱虛熱不止乍疎乍數命歸天陰陽俱虛熱不止者死脉至乍疎乍數者死如屋漏兮如雀啄来如彈石去解索經云脉如屋漏如雀

啄者死脉来如彈石去如解索者死彈石者辟辟急也解索者動數而隨散亂無復以緒者也

蝦遊魚翔脉證乖轉豆偃刀形候惡經云病人脉如蝦之遊如魚之翔者死如轉豆者死如偃刀者死

下不至關陽氣絕上不至關陰氣鎮經云寸脉下不至關為陽絕尺脉上不至關為陰絕皆死不治

代脉來時不用醫必定傾危難救藥仲景云代陰也得此脉者必難治也

第一百證

傷寒死候歌

傷寒死候要須知泄而腹滿大難醫舌本爛傷熱不已千金云傷寒死候有九症二曰泄而腹滿甚者死六曰舌本爛傷熱不已者死

汗後脉躁亦傾危太素云熱已得汗而脉尚躁此陰極之脉也死千金云傷寒已得汗脉靜者生脉躁者死

汗出雖多不至足千金云汗出不至足者死

手循衣縫更何為華陀云病人手循衣縫不可治也

卵縮舌卷證候惡華陀云卵

縮舌卷口張目陷不多時華陀云口如魚口不開赤斑五死一
者必死目眶陷者皆死
生在黑斑十死更何疑凡發斑者熱乘虛入胃胃爛故也赤斑
出五死一生黑斑出十死一生
两感傷寒最大忌死期六日命難追仲景云熱雖甚不死若两
感於寒而病者死也

上下牙疼方即效
杜仲一錢 破紙一錢 青皮一錢 良姜一錢 細辛五分
桑皮鴨蛋一个打入碗內滚藥調服